La santé en bande organisée

Anne Jouan
Professeur Christian Riché

La santé en bande organisée

Robert Laffont

ISBN 978-2-221-26251-1
Dépôt légal : septembre 2022
Éditions Robert Laffont – 92, avenue de France, 75013 Paris

Les personnages et les situations de ce récit étant purement réels, toute ressemblance avec des personnes ou des situations existantes ou ayant existé n'est pas fortuite.
La réalité est toujours pire que la fiction.

À toutes les sources qui m'ont parlé ; les journalistes ne sont rien sans elles.

Merci pour leur confiance.

Comme le résume « Gorge Profonde » avec son humour désabusé et son sens si personnel de la formule : « Les informateurs vont des plus probes et investis dont le seul but est de défendre la santé publique, en passant par les foies jaunes et les losers ayant voulu donner un sens à leur vie. »

Une dédicace particulière à « Mme Papy » et, bien sûr, à « Gorge Profonde ».

À toutes les victimes du Mediator, en particulier :

– Ceferina Cordoba, opérée de deux valves cardiaques et décédée le 4 mars 2020 à 65 ans ;

– Annie Oger, double greffée des poumons et décédée le 19 janvier 2015 ;

– Pascale Sarolea, décédée le 8 mars 2004 à 52 ans.

À Guillaume Molinet, décédé le 17 janvier 2016 à 49 ans au cours de l'essai clinique de Rennes mené par Biotrial pour le compte du laboratoire portugais Bial.

À Marine Martin, à tous les enfants Depakine et à leurs parents.

Aux victimes de la thalidomide, du Distilbène, du sang contaminé, de l'hormone de croissance, du Vioxx et, plus généralement, à toutes celles que les autorités n'ont pas su protéger.

1

M. Rungis « *KENTOC'H MERVEL* »

« Toi, tu es un nazi mais un gentil nazi. » Plusieurs mois avant le retrait du Mediator du marché en novembre 2009, Irène Frachon m'avait lâché cette phrase. Elle se battait pour faire interdire le médicament de Servier et ne comprenait pas comment je pouvais rester en poste chez « les méchants » malgré leurs sérieux dysfonctionnements : je suis expert à l'Agence du médicament depuis sa création en 1993 suite à l'affaire du sang contaminé, un job bénévole au service d'un établissement public censé assurer la sécurité des produits de santé. Du moins, en théorie.

Je suis un schnock de 73 ans avec un côté très vieille France, je m'appelle Christian Riché. Les costumes-cravate ont longtemps été mes seules tenues, il faut savoir être élégant. Le style décontracté ? Connais pas. Mais depuis ma retraite, je fais mon anarchiste et je porte moins souvent la cravate.

Moi, j'estime être quelqu'un de souple. « Oui, dans un carré fermé », corrige aussitôt ma facétieuse fille. La journaliste Anne Jouan nuance : « Un carré fermé certes, mais pas complètement étanche. » Cette définition me sied parfaitement. Médecin, professeur de pharmacologie, ma spécialité est la surveillance des effets secondaires. J'habite à Brest (près des sous-marins nucléaires), j'ai dirigé le centre de pharmacovigilance du CHU depuis l'origine, au début des années 1980. À « l'Agence » comme disent les initiés, j'étais membre du comité technique de pharmacovigilance, j'en ai présidé la Commission nationale de 1998 à 2001 ; j'ai également officié comme expert à la Commission d'autorisation de mise sur le marché, deux structures stratégiques au sein de cet organisme. En aidant Irène Frachon dans son combat face à Servier et à l'Agence, j'ai vu de près la façon dont cette dernière l'a profondément et injustement maltraitée, humiliée. Pendant onze ans, j'ai été l'un des informateurs d'Anne Jouan. Dans cette affaire puis dans d'autres, je lui ai confié moult documents et informations.

Et pourtant en 2010, ma méfiance envers les journalistes est importante. À de rares exceptions près, leur travail consiste à produire des calques d'articles formatés, calibrés par la ligne éditoriale de la publication, estimai-je alors. À mes yeux, le moteur de l'ego, le besoin de reconnaissance suffisent pour conduire ceux qui ont fait le choix de cette profession à toutes sortes d'excès. Ce vil penchant me rappelait terriblement celui de notre corporation de médecins et d'experts auprès des institutions ou des laboratoires pharmaceutiques. Les marques de reconnaissance suffisent bien souvent à corrompre n'importe quel ambitieux. La flatterie plus forte que l'argent, en somme.

Pour comprendre dans quel contexte j'ai accepté de rencontrer Anne Jouan à l'automne 2010, il me faut expliquer combien, à l'époque, ma vision des journalistes était conditionnée par l'Agence. Ses membres n'éprouvaient pour cette profession que suspicion, méfiance, mépris. La lecture des journaux à la recherche d'articles concernant les médicaments y était quotidienne et accompagnée de commentaires perfides à la vue de la moindre erreur, de la plus petite imprécision. Les remarques viraient rapidement à l'agressivité à la seule ébauche d'une interrogation, pire, d'une critique. La consigne était simple : on ne parle pas aux journalistes, ou seulement dans un cadre très strict.

Fondamentalement, nous baignions dans un monde où dire les choses au public n'était pas facile, c'était culturel. L'information devait être non seulement réfléchie mais aussi et surtout filtrée, la population générale étant parfaitement incapable de faire la part des choses, voire de les comprendre, estimait-on. Cette croyance était bien souvent dissimulée sous des alibis de bienveillance et de protection : il ne fallait pas inquiéter inutilement la cité. Rien, strictement rien ne devait sortir.

Je ne partageais pas du tout cette position très paternaliste et infantilisante. Ce fut là un point capital de ma motivation pour fournir des informations au *Figaro*. Je l'ai dit, je suis un vieux monsieur et j'ai la prétention d'avoir une vision un peu instituteur de la IIIe République. Pour moi, tous les êtres humains ont un droit absolu d'accès à la connaissance, sans limitation ni hiérarchie. Tout doit être dit, la seule réflexion doit porter sur la façon de le faire.

J'ai ainsi toujours été très amusé par l'attitude de l'Agence, car je la trouvais particulièrement ridicule, notamment la mise en scène entourant une étude et décrivant les processus de synthèse chimique d'une molécule lors de l'évaluation d'un médicament candidat à une mise sur le marché. Le pharmacien expert missionné par l'Agence réalise ce travail dans une pièce confidentielle où sont enfermés les dossiers auxquels il est seul à avoir accès, dans le but de protéger les secrets de fabrication. Un comportement, bien sûr, motivé par des impératifs économiques, à l'opposé d'un partage de données scientifiques permettant le progrès. Concernant la question de l'information sur la sécurité des médicaments, j'ai toujours été persuadé que si on explique correctement les choses, la population est parfaitement apte à comprendre tous les problèmes. Même les plus complexes.

Au conditionnement de mon parcours professionnel s'ajoute mon histoire personnelle un peu particulière. Je viens d'une famille d'anciens petits-bourgeois, ruinée par les emprunts russes. Mon père est né dans un village de la région de Sens, dans l'Yonne. Nous étions alors au creux d'une vague même si mon grand-père avait été élu maire.

Beaucoup de points d'interrogation occupent notre lignée, notamment celui-ci : que pouvait bien faire mon père au mariage de la fille de Pierre Laval ? « J'étais invité », m'a-t-il toujours répondu, plein de mystère. Si j'en crois les dires de ma famille, mon grand-père était membre du Parti radical socialiste, mais, enfant, j'ai régulièrement vu mon père lire le journal monarchiste l'*Action française*. Mon arrière-grand-père officier avait démissionné de l'armée pour devenir peintre et photographe. Puis, un jour, il avait disparu. Accident ? Nouvelle vie ? La famille ne donnait aucune véritable explication, porte ouverte à tous les fantasmes.

Je suis né le 9 juillet 1949 à Tunis et les raisons m'ayant fait venir au monde dans cette ville constituent des composantes très importantes de ma psychologie : l'histoire de mes parents a profondément influencé mes choix de vie. Mon père est fait prisonnier lors de la débâcle de 1940, près de Paris ; s'ensuivent des épisodes d'évasions rocambolesques. Après le débarquement de Provence, l'été 1944, il saute sur une mine avec sa Jeep lors du siège de la poche de Royan. Hospitalisé près d'Avignon, il rencontre ma mère, infirmière volontaire active au sein de la Résistance. Ils se marient et, mon père, non encore démobilisé à cause de ses blessures, rejoint son régiment à Bizerte.

Tout de suite après ma naissance, nous arrivons en France. Je suis élevé dans les récits des actes de bravoure de mes parents. Ils m'inculquent la nécessité de prendre des décisions rapides notamment quand et comment s'évader, m'apprennent à dire non sans me soucier des risques. Ils m'enseignent à passer outre les premières impressions pour toucher du doigt la complexité des personnages. Ma mère a été sauvée deux fois ; d'abord par un officier allemand, puis par son patron pourtant collaborateur.

Ma personnalité a également été structurée par la religion et la psychanalyse. Ma famille était très croyante, et les sujets religieux, fréquents dans les discussions à la maison. Catholiques pratiquants, nous assistions à la messe tous les dimanches, mais nous étions aussi imprégnés de culture juive – nous ne mangions pas de porc –, et nous avions beaucoup de liens avec les protestants. Un pasteur logeait régulièrement chez nous, occasion de débats sans fin sur l'interprétation de passages de la Bible, Ancien et Nouveau Testament. Mon contact avec la psychanalyse, notamment la mienne, a aussi été un élément essentiel ; je suis fondamentalement attaché à comprendre la psychologie des autres. Tout ce qui est caché.

Enfin, le tableau ne serait pas complet sans mentionner mon handicap. J'étais un élève brillant mais au prix d'un travail acharné car je souffre de dysorthographie : je ne sais pas comment les mots s'écrivent. Pendant toutes mes études, j'ai vécu un calvaire oscillant entre les félicitations et l'absence de tableau d'honneur en raison d'un nombre incalculable de fautes d'orthographe. Mais j'ai eu la chance de rencontrer des gens formidables, ils m'ont compris, aidé et défendu lors des examens. Je ne peux pas écrire et, comme par masochisme, j'ai passé mon existence professionnelle à rédiger des rapports pour l'Agence du médicament. Je parvenais à le faire grâce à une capacité immense de mémorisation me permettant d'avoir le texte en tête avant de le réciter à des dictaphones puis à des logiciels de dictée.

Après le bac, j'ai fait médecine et ce n'était pas du tout une vocation. Cette discipline où il faut surtout apprendre et peu comprendre était facile pour moi grâce à ma mémoire prodigieuse. Les études me laissaient ainsi beaucoup de temps pour vivre ma passion : la musique. Mes parents m'avaient inscrit au conservatoire, et j'ai cumulé toutes sortes d'enseignements : piano, musique de chambre, harmonie, direction d'orchestre, clavecin.

Avec toute cette histoire sur les épaules, je vais rencontrer Anne Jouan pour la première fois, fin octobre, début novembre 2010.

Je ne me souviens plus comment a été pris ce rendez-vous mais il me revient une conversation avec Irène Frachon me parlant d'elle en des termes élogieux et rassurants. Par la suite, je ne lui ai jamais dit voir souvent cette journaliste, encore moins lui donner régulièrement des informations et des documents. Cette relation est restée secrète jusqu'à aujourd'hui. Seule mon épouse était au courant de mes contacts réguliers avec *Le Figaro*.

Notre premier rendez-vous a été joyeusement broyé dans ma mémoire d'ordinaire pourtant peu encline à la paresse, mais j'ai quasiment tout effacé. La rencontre avec cette journaliste était pourtant un événement exceptionnel. De ce jour décisif, il me reste en tête quatre plans fixes et une absence totale de son, le comble pour un musicien. En revanche, je sais une chose : ce fut long, très long, nous avons discuté des heures.

Premier plan.

Un arbre près d'une rue surplombant la Seine. Un lieu excentré. Très à gauche sur la carte de Paris que j'avais dû consulter pour trouver la station la plus proche. Le temps est pluvieux, c'est l'automne. J'attends à côté de l'arbre. Ma tenue, je ne m'en souviens plus. De l'autre côté de la rue, un café, lieu de notre rendez-vous.

Deuxième plan.

Une image vraisemblablement fausse mais traduisant ma grande anxiété. Un homme est là, un peu plus loin. Lui aussi attend, et surtout, il m'observe. L'impression d'être épié.

Troisième plan.

Anne patiente à côté de l'arbre ou près du café, je ne sais pas, je ne sais plus. En la voyant, je suis déçu. Je l'avais imaginée grande, élancée, avec un air conquérant ; elle est petite. En face de moi, j'ai quelqu'un d'ordinaire mais c'est finalement rassurant. À la différence de ce que je connais dans mon milieu professionnel et à l'Agence, elle n'est pas dans le paraître.

Quatrième plan.

L'intérieur du café, je suis assis à une table de deux. Dans le film de mes souvenirs, bizarrement je ne vois pas mon interlocutrice mais je parle, je parle. De quoi ? Je lui ai sûrement expliqué pourquoi je refusais toujours de rencontrer des journalistes. Puis, mis en confiance par le côté anodin de sa personne, j'ai fait état de tous mes doutes concernant ma gestion de « l'affaire ». À ce moment-là, je n'ai pas encore reconstruit l'histoire à partir notamment des comptes rendus des séances d'expertise. En revanche, je suis convaincu d'une chose : le Mediator est un drame et sa gestion par les services de l'État, notamment l'Agence, a été catastrophique. Cela dit – et je me dois de l'expliquer à cette journaliste –, je suis face à un doute terrible : dans cette histoire, quelle est ma part de responsabilité ? De façon involontaire ou pire, par négligence ou inattention, suis-je passé à côté d'une information capitale ?

Je raconte ma vie à Anne, mon sens familial de l'honneur, ma certitude d'avoir été protégé par mon éducation de toute action délictueuse volontaire. Mais si je lui donnais des informations venant à établir ma part de responsabilité dans ce désastre sanitaire ?

Ce jour d'automne 2010, je le sais, je n'y survivrai pas. Comme le disent les valeureux de l'île de Sein : « *Kentoc'h mervel eget em zaotra.* » La mort plutôt que la souillure.

2

LE MUGUET

Il arrive vêtu d'un complet-veston tout gris. À la main, une sacoche en cuir sombre. Je le reconnais immédiatement : l'accoutrement désuet, le crâne dégarni, les lunettes. Parfaitement fidèle à sa description. Je pense alors : mais comment un vieux monsieur avec un costume si gris acceptera-t-il de me parler, pire, de me confier des secrets sensibles ? Je me ravise tout de suite. Bien sûr, les costumes parlent, même les tristes. Et lui, mes Converse bleues fatiguées, comment les juge-t-il ? Sûrement pas très *Figaro*. À l'évidence, il est plus opéra et moi, Dead Kennedys.

Ce jour-là, sur le trottoir, avant même de dire bonjour, il est mal à l'aise. Je lui tends rapidement la main à la sortie du métro Javel, en haut des marches, sur le trottoir de l'avenue Émile-Zola, et nous partons nous attabler au bistrot Le Muguet (devenu L'Apollinaire), au rond-point Mirabeau, près du pont où coule la Seine. Nous nous installons à côté de la fenêtre, au fond, à gauche. Je vais le cuisiner, tout faire pour le convaincre de m'aider et il ne doit pas être oppressé, il lui faut pouvoir regarder dehors, se sentir libre. Plus l'interrogatoire sera serré, moins la salle doit faire penser à une garde à vue. Le café ne doit pas avoir des airs de cage.

Nous sommes fin octobre, début novembre 2010, à Paris. Il fait déjà froid, le vent rabat des gouttes de pluie contre les vitres du café mais je ne me résous pas à lui demander de changer de place. Je grelotte et ne dis rien, j'aurais dû mettre un pull, tant pis. Il faut à tout prix gagner sa confiance, prendre soin de lui et se focaliser sur trois objectifs : que sait-il réellement, quels documents peut-il donner et, enfin, jusqu'où est-il prêt à aller ? Au Muguet ce jour d'automne, rien d'autre n'a importance. Tout oublier l'espace de quelques heures et se concentrer. La tâche est ardue, il part dans tous les sens. Je l'écoute attentivement dans ses longues digressions en essayant de ne pas perdre le fil de mes préoccupations. Nous sommes comme deux animaux sur le qui-vive. Nous nous observons pour mieux nous jauger. Il est clairement anxieux. À plusieurs reprises, je suis prise d'un doute : et s'il se levait pour partir sans se retourner ? Alors je meuble. J'essaie de calmer ses craintes. Mais comment ? Il n'a pas besoin de moi pour savoir combien cette histoire est incandescente, « radioactive », selon l'expression d'un copain journaliste pour décrire des affaires sensibles.

Nous revenons sur l'article du *Figaro* publié quinze jours plus tôt, le 13 octobre, et dont le titre était : « Le Mediator serait responsable de 500 à 1 000 décès en France ». Il était « réservé à l'origine aux diabétiques en surcharge pondérale puis prescrit aux patients désireux de perdre du poids », comme nous l'écrivions alors. Fin novembre 2009, il avait été retiré de la vente par l'Agence nationale de sécurité du médicament et des produits de santé (Afssaps) mais en catimini car cette décision aurait, en réalité, dû être prise des années plus tôt. En cause : des effets secondaires rarissimes et graves, en particulier : une atteinte des valves du cœur nécessitant souvent leur remplacement par des prothèses. En France, Servier a vendu (pour la période allant de juin 1984 à septembre 2010) 134,5 millions de boîtes de Mediator et réalisé, dans le même temps, un chiffre d'affaires, avec la seule vente de ce médicament, de près de 500 millions d'euros. Durant les trente-trois années de sa commercialisation, il a été consommé par plus de 5 millions de patients et pris en charge au taux maximal de la Sécurité sociale, réussissant l'exploit de passer systématiquement entre les gouttes des campagnes successives de déremboursement. En résumé, me voici attelée au sujet journalistique tue-l'amour par excellence car technique et compliqué à souhait. Avec des malades et des morts.

Une pneumologue du CHU de Brest, le Dr Irène Frachon, mène le combat pour faire interdire la pilule après la découverte de ses effets indésirables. Le 3 juin 2010, elle publie un livre : *Mediator, combien de morts*[1] *?* Très mal inspiré, le laboratoire attaque l'éditeur breton Dialogues en justice et obtient le retrait du sous-titre éveillant, du coup, l'intérêt de la presse. Les premiers articles paraissent dans le courant de l'été 2010, d'abord dans *Le Nouvel Obs* sous la plume d'Anne Crignon : « Le livre d'Irène Frachon a tout du thriller médical. Mais tout y est vrai... Des amis ont tenté de la dissuader d'écrire. Trop risqué, disaient-ils, tu vas passer sous un camion ou te prendre un contrôle fiscal. » Puis, *Le Figaro* s'intéresse au sujet, nous publions trois articles ce même été. Je me souviens, au moment de partir en

1. Brest, Dialogues.

vacances, m'être intimé l'ordre de ne surtout pas abandonner l'histoire ; à la rentrée, il y aurait certainement des choses à « gratter », comme on dit dans la presse. Le livre d'Irène Frachon marquait le début du chemin et les graines plantées par la pneumologue faisaient des pousses.

Premier bourgeon, le 24 août 2010. Gérard Bapt, alors député socialiste et membre de la commission des affaires sociales à l'Assemblée nationale, signe une tribune dans lemonde.fr[1]. « Combien de vies brisées ? Combien de morts ? » demande-t-il. Et puis, tout s'enchaîne. Pour mettre un terme à ces interrogations sur un hypothétique nombre de victimes, l'Afssaps décide de tuer la poule dans l'œuf et, *via* son directeur de l'évaluation des médicaments, le Pr Philippe Lechat, cardiologue, alors directeur de l'évaluation des produits pharmaceutiques, demande, en toute discrétion, à l'Assurance maladie de plancher sur le sujet. Si la Cnam (Caisse nationale d'assurance maladie) établissait l'innocence du Mediator, le sujet pouvait être vite clos. Mais la stratégie de l'Afssaps et du Pr Lechat (élu en juin 2022, membre correspondant à l'Académie de médecine, premier pas avant d'être titulaire) produit un effet imprévisible. Après de nombreux décomptes, en septembre 2010, l'Assurance maladie estime entre 500 et 1 000 le nombre de décès causés en France par le Mediator. Stupéfaction à l'Agence du médicament, empressement à ne surtout pas rendre public le résultat de l'étude confidentielle, consigne de faire le dos bien rond en priant pour voir la pneumologue énervée de Brest et le député ingérable calmer enfin leurs nerfs. Un vœu pieux. Une erreur stratégique. Le début de toute la suite.

---

1. « Mediator : Combien de morts ? », lemonde.fr, 24 août 2010.

Début septembre 2010, une source extérieure à l'Agence et rencontrée à l'occasion des trois premiers papiers sur le Mediator me contacte avec cette information explosive : l'Assurance maladie est en train de procéder au décompte des décès imputables au médicament. Mon honorable correspondant n'en sait malheureusement pas plus et je sue plusieurs semaines pour trouver le fameux chiffre jusqu'à la parution du 13 octobre.

Deux semaines plus tard, au bistrot Le Muguet, nous dissertons donc de cette étude, de son impact dans l'opinion publique bien sûr, mais aussi dans le monde de la santé et chez les autorités sanitaires. Je l'explique à l'homme au costume gris : à présent, il faut aller beaucoup plus loin et trouver pourquoi ce médicament a pu rester si longtemps sur le marché français sans jamais être inquiété. Qui savait ? Qui n'a rien fait ? Au sein du laboratoire bien sûr, mais aussi à l'Agence, au ministère de la Santé. Je dois obtenir les réponses à ces questions, absolument. Il m'écoute, tétanisé, et j'ai l'impression de sentir son approbation mais c'est juste une intuition, une petite musique indescriptible. Je le regarde, je l'écoute. Ce n'est vraiment pas gagné. J'entends ses silences, ne surtout pas le brusquer. Je dois lui laisser le temps alors que, justement, je ne lui en donne pas beaucoup. Comprendre ses peurs, les déminer, comprendre sa vie, sa façon de penser. On n'obtient rien sans se mettre à la place de l'autre.

Je vois parfaitement pourquoi il est si inquiet. Si j'étais lui, je ne parlerais pas à un journaliste ; à mes amis, je conseille d'ailleurs de ne jamais le faire. Je le lui dis. Je n'enregistre pas notre conversation, je le fais rarement : trop stressant pour le confessé. En revanche, je note tout. Cette prise de notes rapide et méticuleuse semble le calmer alors j'écris encore plus, à toute vitesse ; je ne sais plus combien de pages je noircis ce jour-là. Je fais tout pour rasséréner le monsieur au costume gris, il n'est pas facile. Ah, lui, il faudra ramer pour le convaincre ! Il appartient à cette catégorie d'interlocuteurs dits les « clients d'Aboville ». Leur particularité ? Un don pour vous faire sentir seul, face aux vagues, au milieu de l'océan, sur votre coque de noix. Alors il faut sortir les rames. Ne pas se décourager. Savoir gagner quelques mètres même si ce n'est rien face à l'étendue de la mer. Mais on avance centimètre par centimètre. Avec les d'Aboville, il ne faut pas se presser, y aller pas à pas. Et surtout, ne jamais renoncer.

Après le papier sur le nombre de morts, j'ai établi une liste de dix personnes, toutes savent beaucoup de choses sur l'histoire. Si je réussis à faire parler plusieurs d'entre elles, ça sera gagné, et *Le Figaro* pourra conserver son avance sur ses confrères. Mon objectif : rester en tête et éviter à cette affaire de finir aux oubliettes comme les articles pétards mouillés, ceux qui partent malheureusement en fumée, parfois sans avoir véritablement explosé. Avec le Mediator, les autorités de santé veulent absolument éteindre les braises. Or cette histoire journalistique balbutiante est de la même ampleur que l'affaire du sang contaminé, du moins est-ce mon pressentiment. Il faut donc absolument avancer. L'homme au costume gris va-t-il « se mettre à table », comme nous le disons entre nous ? C'est un pari. Et les sources – du moins les futures sources – ont un point commun avec la loterie : il est impossible de gagner sans avoir essayé. Donc on joue, le journaliste a l'âme du parieur.

Plusieurs jours avant notre rendez-vous, j'ai contacté le monsieur au crâne dégarni une première fois sur son téléphone portable. L'accueil a été plutôt frais. J'ai dû insister et il a fini par accepter la simple idée d'une rencontre. Il ne m'a pas raccroché au nez, il est beaucoup trop poli et courtois pour ce genre de rudesse. À la fin, face à mon entêtement, il m'a lancé : « D'accord pour vous voir mais je ne vous raconterai rien. » Comme à chaque fois dans pareille situation, face à un interlocuteur lâchant du lest au point d'accepter une entrevue de cette importance, il faut la saisir, annuler tout le reste. Foncer.

Nous parlons des heures au Muguet. Je regarde le garçon de café dans son grand tablier blanc. Va-t-il nous jeter dehors sous la pluie ? La présence d'un vieux monsieur chuchotant avec une vieille paire de Converse bleue ne semble pas l'émouvoir. Alors, avec mes rames, j'avance. Doucement. Je ne me souviens plus du détail de nos échanges, juste de l'essentiel : il sait tout. Tout. Non seulement il sait mais il a assisté à des réunions, vu et entendu tout pour que la grenade explose. Je finis par le raccompagner au métro, nous nous serrons à nouveau la main. Il descend les marches mouillées pour rejoindre le quai.

Une mauvaise nuit l'attend, même plusieurs jours à se repasser notre conversation, à peser le pour et le contre afin de déterminer s'il doit me revoir. Après son départ, je ne sais pas s'il va me suivre dans cette enquête ni même si je vais le revoir un jour. Je repense aux bribes de son histoire personnelle et à ses confidences, son père, la Résistance, la grande fierté de sa vie, l'importance de l'honneur. Peut-être va-t-il vouloir faire un peu comme lui, si la trouille le laisse respirer. S'il accepte, il devra être sans cesse rassuré. Très clairement, s'il devient un informateur, il sera la quintessence même de la source torturée, compliquée à gérer. Il faudra lui donner la main mais aussi, paradoxalement, le protéger de lui-même car l'angoisse expose bien souvent, contre son propre gré, de manière inconsciente.

J'attends plusieurs jours avant de le rappeler pour ne pas lui mettre le couteau sous la gorge. Afin de faire éclater la vérité, il doit parler et il l'a parfaitement compris. Finalement, son histoire avec son père est la plus forte. Il accepte de me revoir. Depuis, nous n'avons jamais cessé de nous parler, même si je ne sais pas ce qu'il s'est dit à propos de notre rencontre. Nous nous connaissons depuis onze ans et nous n'avons jamais évoqué ensemble ce jour pluvieux de l'automne 2010.

Le monsieur du pont Mirabeau m'a donné des informations et confié des documents majeurs dans l'affaire du Mediator, comme la lettre des trois médecins de l'Assurance maladie adressée en septembre 1998 au directeur général de l'Agence, Jean-René Brunetière, ancien directeur de cabinet de Claude Évin à la fin des années 1980 : « Il nous semble utile d'alerter l'Agence du médicament sur l'utilisation non contrôlée d'un produit de structure amphétaminique, dans un but anorexigène. Il est en effet assez paradoxal de constater que la prescription de Mediator est tout à fait libre tandis que celle des médicaments du groupe des amphétamines est strictement encadrée depuis mai 1995. » En 1998, les médecins de l'Assurance maladie l'ont parfaitement compris : le Mediator étant un coupe-faim avec les effets secondaires associés, il doit bénéficier d'une vigilance particulière, voire d'un arrêt de commercialisation. Malgré cette alerte très forte, il faudra attendre onze ans avant que le médicament soit retiré du marché, fin novembre 2009. Pourtant, tous les anorexigènes feront l'objet d'une interdiction totale, au plus tard en l'an 2000. Tous. Sauf le Mediator. Mais enfin, pourquoi ?

Dans cette enquête, j'avais une trentaine de sources (ministre, cabinets ministériels, administration centrale, parlementaires, universitaires, médecins, pharmaciens, experts internationaux, membres de l'Agence européenne du médicament, industrie pharmaceutique, etc.) dont la moitié était salariée ou membre de l'autorité de contrôle. Mais sans le monsieur au complet-veston, ni l'enquête journalistique ni l'instruction judiciaire n'auraient eu ce retentissement. Personne n'a jamais su son identité. Ni au *Figaro*, ni ailleurs. Elle est restée confidentielle pendant toutes ces années, j'ai protégé son anonymat de toutes mes forces. Parfois, quand la lumière et les soupçons se rapprochaient trop de lui, je déviais les tirs.

Après Mediator, il est resté l'un de mes informateurs et, chaque 1er mai, il m'envoie une carte avec un brin de muguet. Il y a un an, après le jugement du tribunal correctionnel de Paris condamnant Servier en première instance, je l'ai appelé pour discuter du procès. À ma grande surprise, il m'a confié que l'heure était venue pour lui de sortir de l'ombre. Je lui ai alors fait un aveu : pendant onze ans, son surnom avait été « M. Rungis ».

3

M. Rungis
DANS LA COUR AVEC LES GRANDS

Un produit magique. Au XXe siècle, le médicament était vu ainsi par les générations aujourd'hui âgées de plus de 70 ans, c'est-à-dire la mienne et celle de mes parents. Nous avons connu l'apparition des grandes familles thérapeutiques révolutionnaires : l'insuline dans les années 1920, la pénicilline après la Seconde Guerre mondiale, puis, en 1964, l'arrivée de fantastiques petites pilules destinées à diminuer l'anxiété, les benzodiazépines et, dans le même registre, toute la série des psychotropes antidépresseurs. Après 1970, ce fut le tour de la molécule lévodopa, un traitement pour la maladie de Parkinson. À cette époque, j'étais stagiaire en neuropsychiatrie. Un jour, le produit a surgi dans le service et, faute de production, il n'y en avait pas suffisamment pour tous les malades. Et cette arrivée au compte-gouttes, telle une mise en scène sordide, rendait le miracle encore plus extraordinaire. On comprenait combien prescrire était un pouvoir de magicien, le stylo-plume et le bloc d'ordonnance, les *regalia* du médecin ! Ces deux objets symboliques faisaient la différence avec ces manants de pharmaciens devant se contenter de délivrer les médicaments et obéir à ce petit bout de papier signé de la main du sachant. La liberté de prescription était un droit absolu pour les médecins. Oh bien sûr, il y avait eu quelques problèmes d'effets toxiques dans le monde merveilleux des nouvelles molécules mais, finalement, ils ne pesaient pas grand-chose face à des découvertes admirables comme le vaccin contre la poliomyélite en 1955. C'était l'époque des quartiers maudits, avec les rivières et les lacs interdits de baignade. Enfant, mes parents m'empêchaient d'aller jouer avec les copains dans les endroits où « rôdait la polio ». Le vaccin a tout changé.

Mais au lieu de se contenter de participer à l'élan de la découverte de produits miraculeux, quelques farfelus mus par un enthousiasme naïf décidèrent de consacrer leur énergie à en imaginer une utilisation rationnelle. Cette bande d'originaux ? Les pharmacologues cliniciens, les spécialistes de la stratégie d'utilisation du médicament chez l'homme. L'approche est née dans les années 1960 et on ne savait alors pas trop quoi faire de ces encombrants pharmaco-cliniciens dans les hôpitaux. À quoi pouvaient-ils bien servir et, surtout, où allait-on pouvoir les mettre, sachant qu'un pharmacologue est, par définition, un empêcheur de tourner en rond ?

Avouons-le, il pose des questions gênantes : il a le toupet d'interroger les médecins sur leur choix de prescription, puis il les somme de justifier la posologie. Or la stratégie personnalisée, adaptée à chaque patient, la sécurité des molécules étaient des parfaites inconnues pour les praticiens. Ils s'en passaient très bien. Ils le faisaient au jugé, selon, comme ils le disaient pompeusement, « le sens clinique ». Certes il fallait bien des pharmacologues pour enseigner les médicaments aux étudiants, mais cela mis à part, leur plus grande mission était surtout de se taire et de flanquer une paix royale aux médecins. Les pharmacologues devaient donc trouver à s'occuper. Histoire de tuer le temps, ils pouvaient toujours chercher la relation entre la quantité de médicament présente dans le sang et l'intensité d'une réponse clinique ou la gravité d'un effet délétère. Les grands cliniciens se moquaient complètement des travaux des pharmaco-cliniciens, ils n'attendaient qu'une chose : le prochain médicament promis par les laboratoires pharmaceutiques, toujours plus fort que le précédent. Ils n'allaient pas s'abaisser à écouter des gagne-petit ridicules obsédés par la rationalisation et la sécurisation de vieux machins déjà dépassés ou qui le seraient bientôt.

J'étais un pharmacologue, j'appartenais à l'espèce empêchant les médecins de prescrire tranquillement ; mes débuts à Brest ne furent donc pas simples. J'avais été nommé à un poste de pharmacologie, mais de plus, comme biologiste. On m'avait parqué en quarantaine dans un grand laboratoire quasiment vide, avec juste une technicienne universitaire complètement isolée et dépendant d'une autre discipline. Mon patron, un anesthésiste, avait acquis une machine ultramoderne pour l'époque, théoriquement pour réaliser les examens de dosage de médicaments. Mais elle était arrivée... en pièces détachées. Même si j'avais été très bricoleur, je n'aurais jamais pu la faire marcher : il manquait des morceaux et je n'avais pas de budget pour les acheter. Je n'avais donc strictement rien à faire à l'hôpital.

Un peu désappointé, j'avais envoyé un SOS à mon patron bisontin, qui m'avait fait répondre par son adjoint : « Commence par organiser le café, ce sera un bon début. » Une allusion à la tradition des services de médecine, qui réserve au patron le soin de payer le petit noir. « Mais je suis seul », lui avais-je fait remarquer, et il m'avait répondu sans rire : « Ça vous coûtera moins cher. » Heureusement, pour m'occuper, je donnais des cours et je jouais beaucoup du clavecin.

Une fois le budget enfin débloqué, j'ai commencé à réaliser quelques dosages de médicaments, toujours dans le but de délivrer un maximum d'effets positifs pour un minimum d'effets indésirables. Grâce à de fines mesures, on arrive à personnaliser les traitements, on ne donne pas la même quantité à deux patients souffrant de la même pathologie, on peut ainsi mettre au point des cures individualisées. Les techniques de ces années-là étaient préhistoriques et pratiquer deux ou trois dosages prenait bien une semaine. Je m'ennuyais prodigieusement et, ne voyant pas où était l'avenir, j'appelais à la rescousse mon ancien service, à Besançon, en espérant y être rapatrié. Mais les promesses n'engagent nullement leurs auteurs. J'avais donc le moral de Robinson Crusoé avant sa rencontre avec Vendredi. Sûrement lassé par mes relances, mon ex-patron avait fini par me dire : « Pourquoi ne feriez-vous pas de la pharmacovigilance ? Appelez de ma part le Pr Jean-Paul Tillement. » Tillement était l'un des papes de la pharmacologie. Il est devenu, plus tard, un membre de l'Académie de médecine influent, un très proche des laboratoires Servier qui finançaient beaucoup de ses recherches. Je rencontrai donc ce monsieur tout en étant assez pessimiste sur mes chances, car on me considérait comme un « Juif communiste » et la médisance du milieu le disait peu sympathique avec les impétrants flanqués de ces deux qualificatifs. Mais de façon surprenante, il m'invita à une réunion de pharmacovigilance à Créteil.

Au milieu des années 1970, la discipline de surveillance des effets secondaires des médicaments déjà commercialisés était balbutiante. Il y avait bien quelques centres régionaux mais dans un tout petit nombre de CHU. Leurs responsables se réunissaient une fois par mois à Créteil dans le service de pharmacologie. Ils dissertaient de sujets très généraux car, dans cette société initiatique, hiérarchique et gentiment prétentieuse, au moindre sujet épineux, l'un des grands maîtres, créateurs en France de la pharmacovigilance, lançait, péremptoire : « On verra ça cet après-midi au ministère. » Fermez le ban. Un silence admiratif et respectueux se répandait alors dans la pièce. En effet, la vraie réunion, celle où les décisions sérieuses étaient prises, avait lieu à la Santé et, seuls les responsables reconnus par le ministère avaient le droit d'y assister. Il n'y avait jamais de compte rendu et on nous expliquait très rarement ce qu'il s'y passait. Pendant plusieurs années, je suis resté bien sage dans mon coin, à écouter, à ne pas déranger. J'attendais d'être invité au ministère. Et, on peut le dire, j'ai patienté !

Il m'a fallu cinq ans pour aller jouer avec les grands mais leur cour était un univers très poussiéreux. On passait notre temps à écouter les collègues rapporter de façon décousue des cas potentiels d'effets indésirables. Plus tard, avec un ami et notre façon d'être mal élevée, nous appellerions ces moments des « histoires de chasse ». Nous étions tous assis devant des petites tables d'une salle de cours et les bons élèves, surtout les patrons, grattaient du papier pour prendre des notes. Ne rien oublier, la tête rivée sur l'effet indésirable, sans aucun esprit de synthèse. Je devais être le seul à ne presque rien écrire car, vu l'intérêt de ces réunions mais aussi grâce à ma mémoire synthétique, cela me semblait parfaitement inutile. Il régnait une ambiance sinistre digne des salles de copie de manuscrits dans les monastères au Moyen Âge.

Puis, en 1982, le Pr Jacques Dangoumau, un socialiste proche de François Mitterrand, est devenu directeur de la pharmacie et du médicament au ministère de la Santé. Par la suite, il a été poursuivi en justice avec six autres responsables médicaux et pharmaceutiques pour la mort de 117 malades de Creutzfeldt-Jakob, traités à l'hormone de croissance dans les années 1980. Il a répondu de « graves fautes d'imprudence et de négligence[1] » dans la collecte, l'extraction et le conditionnement de cette hormone, fabriquée à partir de l'hypophyse, une glande crânienne prélevée à l'époque sur les cadavres. Finalement, Dangoumau a été acquitté après seize ans d'instruction et un procès-fleuve dans l'affaire dite de la « vache folle ». Il est mort innocent il y a quelques années.

Le jour de la nomination de Jacques Dangoumau au ministère, dans nos petites réunions de pharmacovigilance nous avons dû sortir le champagne tant il était révolutionnaire. Il a été l'un des créateurs du système de pharmacovigilance dit « à la française ». Cette méthode hexagonale d'imputation qui deviendra une véritable religion d'État a fourni un cadre propice, entre autres, à la catastrophe du Mediator. Et pourtant, tout partait d'une bonne intension, celle de s'occuper des effets délétères des médicaments. Mais comme les cliniciens n'en avaient pour la plupart rien à faire, la pharmacovigilance a été monopolisée par les pharmacologues. Or ces derniers sont comme les rats de leurs expériences : ils sont capables d'entasser dans leurs têtes plusieurs centaines de noms de médicaments, des formules, d'accomplir des tâches répétitives barbant tout le monde. Ils le font avec application et méthode, ils rongent leur

1. « Disparition de Jacques Dangoumau, pionnier de la pharmacologie en France », lequotidiendumedecin.fr, 2 septembre 2015.

os. Dans leur petite société, il y a les rongeurs de laboratoire pour ceux qui réalisent des expériences sur les animaux et les rongeurs de bibliothèque qui ne s'intéressent qu'aux effets indésirables. Je fais cette comparaison pour expliquer un point essentiel : les pharmacologues ne voient jamais de malades. Ils ont tellement de travail pour suivre l'actualité du médicament ou être dans le challenge de la recherche qu'il leur est impossible de s'occuper aussi de patients.

La pharmacovigilance, ma discipline, présente donc cet incroyable avantage d'être au plus près des malades sans pour autant les avoir sur le dos. Nous les fréquentons à travers des documents papiers et ceux-ci, à la différence des souffrants, ne se plaignent jamais. Quand par malheur ils viennent à décéder d'un effet secondaire, on clôture simplement le dossier en cochant la case « décès ». Rien de dramatique en somme, c'est ce que nous appelons entre nous « un beau cas ». L'indifférence et l'inhumanité totales.

Cette méthode française d'imputation a eu le très grand mérite de collecter et d'analyser des pathologies en relation éventuelle avec une prise de médicaments. Le problème ? On a voulu rationaliser l'incertain : les promoteurs de l'imputation avaient imaginé appliquer en pharmacovigilance la méthode diagnostique consistant à passer d'observations, d'hypothèses et de vérifications à une certitude. Quand les effets indésirables sont bien connus et font partie de ce que l'on attend en utilisant le médicament, pas de souci. En revanche, quand on rentre dans l'inconnu, quand on analyse, souvent *a posteriori*, une situation inattendue jamais décrite, les seuls paramètres pouvant être évalués sont le degré de crédibilité des histoires rapportées et la certitude de prises récentes ou anciennes de médicament. On gère du doute, en somme. Or la santé publique ne consiste pas à attendre d'avoir des confirmations absolues pour prendre une décision. Il faut savoir anticiper, au risque de se tromper. Le système français, lancé initialement sur une bonne idée, s'est rapidement perverti à cause de sa vision étroite. De plus, le champ d'observation était strictement limité à la France. Même si le médicament était commercialisé à l'étranger, on ne regardait pas hors de nos frontières. Il fallait rester franco-français, populairement franchouillards. Nous gardions tout pour nous, ne prenions pas en considération les effets secondaires observés ailleurs et ne communiquions pas aux autres ceux que nous récoltions chez nous. Chacun pour soi. Ainsi le Mediator a-t-il été interdit en Espagne en 2003 et en Italie en 2004 quand la France a tranquillement attendu 2009.

Devant ce que nous appelons dans notre jargon une alerte, un cas suspect impliquant une molécule, pas question non plus d'en rechercher d'autres, d'en parler, encore moins d'informer le grand public, autrement dit les consommateurs. Il ne fallait surtout pas perturber le marché ni la concurrence entre les molécules commercialisées. Ce protectorat mercantile était et est pudiquement caché sous le mantra : « Il ne faut pas inquiéter, peut-être pour rien, les patients. » En fait, seule comptait l'accumulation des cas, plus prosaïquement, le nombre de personnes touchées. On peut le dire, c'était au poids du papier. Quand c'était assez lourd, on déclenchait une « enquête » de pharmacovigilance. Allait-on sur le terrain, dans les chambres des malades hospitalisés, tels des Sherlock Holmes, pour investiguer et poser des questions ? Pas du tout. Nous restions confortablement assis dans nos bureaux, et notre travail consistait à réanalyser avec le laboratoire concerné les observations réalisées dans la plus grande confidentialité, cela va sans dire. Oui, nous travaillions conjointement avec l'industrie pharmaceutique, nous appelions cela les « réunions de concertation », sorte de constat amiable entre automobilistes, un peu comme si le juge et le délinquant bavardaient discrètement et sympathiquement autour d'un café pour savoir s'il faut vraiment prendre des mesures suite à l'attaque de la bijouterie dont le bilan s'élève à un mort, le tout dans une ambiance de secret-défense. Quand un produit était en cours d'investigation, personne ne devait le savoir. Officiellement, pour ne pas perturber l'enquête. Officieusement, pour ne surtout pas porter préjudice au laboratoire. Avec les industriels, il fallait trouver le plus de consensus possible. La divergence devait être l'exception. Et nous avions le temps, aucun délai n'était imposé pour conclure. Ainsi, déterminer si un médicament était ou non susceptible d'être responsable d'effets secondaires pouvait durer des années. Alors, à intervalles plus ou moins réguliers, nous faisions un bilan. Une petite réunion de concertation avec l'industriel mais sans conclusion, et c'était reparti pour un tour. Que faisait-on jusqu'à la réunion suivante ? Rien, on attendait gentiment de nouvelles observations, donc de nouveaux effets indésirables. C'était cela, la pharmacovigilance à la française.

L'arrivée du Pr Dangoumau à la direction du médicament au ministère de la Santé a donné un coup de fouet au développement de cette activité. Grâce à lui, de nouveaux centres se sont ouverts dans les CHU, et un véritable maillage de l'ensemble du territoire a été mis en place : une belle idée de régionalisation, de décentralisation, pour ce Girondin. C'est ainsi qu'ont été créés les centres de Rennes et de Brest pour la Bretagne. En tant que responsable pour Brest, j'ai pu enfin assister officiellement à la fameuse et si secrète réunion au ministère. Je rêvais de ce moment. C'était presque devenu une finalité. Parfois, on a le sentiment, une fois son objectif atteint, de voir sa vie complètement changée. J'avais l'impression que j'allais commencer à faire sérieusement de la pharmacovigilance. Puis je l'ai appris, l'objectif n'est rien, seul compte le chemin.

C'était au début des années 1980, peu de temps après l'élection de François Mitterrand. Je me souviens d'une salle au ministère de la Santé, aux boiseries défraîchies, terriblement enfumée. Ma préoccupation majeure était de trouver la place la plus éloignée de la cohorte des fumeurs. L'ambiance était lourde et l'on respirait très mal dans ces réunions de vieux caciques. J'avais une trentaine d'années et à cette époque, on demandait aux bleus de mon espèce d'écouter et, surtout, de se taire.

Le Pr Royer, un homme délicat et un peu maniéré, présidait l'assemblée. Il était grand diplomate. Et, tel un prélat arpentant à pas de loup les couloirs du Vatican dans la Rome de la Renaissance où se tramaient complots et intrigues, au ministère, il était l'homme de la concertation, des décisions à l'unanimité et de la cogestion avec les laboratoires pharmaceutiques, le tout dans une atmosphère discrète et élégante. Il existait d'ailleurs, à cette date, des séminaires d'échanges et de réflexions avec l'industrie. Le cadre était toujours soigneusement choisi. Les réunions les plus chics se déroulaient au Normandy, un palace de Deauville, et le Pr Royer avait cette faculté de distiller avec une grande douceur des phrases assassines pour peu que l'on s'opposât à sa façon de concevoir les choses.

Toujours dans les années 1980, peu de temps après l'éclatement de l'affaire du sang contaminé, nous étions au début de la mise en évidence du sida et l'Allemagne venait d'avertir la France : des fractions du virus avaient été découvertes dans des médicaments d'origine biologique humaine fabriqués dans l'Hexagone. Ils étaient confectionnés à partir de plasma de donneurs et, les tests HIV n'étant pas encore réalisés, des patients porteurs du virus pouvaient avoir été prélevés pour l'élaboration du médicament. *A priori*, cette contamination ne pouvait pas donner la maladie mais, par précaution, les Allemands avaient décidé de retirer le produit suspect. En France, le laboratoire pouvait, bien sûr, lui-même faire ce choix, mais puisqu'il ne l'avait pas fait, la décision incombait aux autorités. Devions-nous donc conseiller une attitude analogue à celle de l'Allemagne au ministre de la Santé ? À ce moment, il n'y avait pas encore d'Agence du médicament, c'était donc à lui de trancher.

Le tour de table fut rapide, seuls les maîtres s'exprimèrent. Nous votions à bulletins secrets. Fallait-il retirer le produit ou le maintenir en attendant d'être sûr qu'il était contaminant ? Résultat : deux voix seulement pour le retrait immédiat. Devant cette absence de consensus, M. Royer éclata, mais sans violence, ce n'était pas son style. Il voulait un vote unanime pour le maintien. Selon lui, demander le retrait aurait été catastrophique pour le laboratoire et pour l'image de la France. Alors on vota encore. Drame : même résultat. Avec beaucoup de tact, il demanda si les deux insolents voulaient bien se révéler afin d'argumenter leur position. Un autre pharmacovigilant, tout juste maître de conférences et moi-même, à peine nommé professeur, levâmes la main. Nous nous expliquâmes : face à une incertitude, il faut jouer la carte de la sécurité. Avec courtoisie mais insistance, M. Royer développa son point de vue : il faut savoir prendre des risques quand ils sont minimes et dans ce cas précis, nous nous devions d'avoir une position unanime. Mais avec mon collègue, nous gardions en tête l'affaire du sang et nous ne cédâmes pas. Pour nous, il fallait retirer ce produit du marché, par précaution. La perte serait uniquement financière pour le laboratoire puisque la contamination concernait juste un lot de production. Certes, ce dernier était important, mais, selon nous, il n'y avait aucune raison de courir un risque, si minime soit-il. Le Pr Royer était ulcéré. Il l'avait compris, il n'aurait pas sa belle unanimité. Alors, s'adressant à moi : « Monsieur, vous me faites regretter d'avoir voté pour vous, ils avaient raison, ceux qui ne voulaient pas de vous comme professeur. » René Royer était en effet l'un des rares pharmacologues à avoir défendu ma candidature parce que je faisais de la pharmacovigilance. Après cet incident lors duquel j'avais montré mon manque de solidarité envers le clan, il m'a toujours méprisé voire détesté. Pour s'adresser à moi, il m'appelait directement par mon nom et me vouvoyait pour montrer combien je n'appartenais pas à sa caste. Or dans ce milieu comme dans l'armée, quand on a le même grade, on se tutoie et on s'appelle par son prénom.

Finalement, sans savoir s'il était ou non contaminé, la France a commercialisé le lot. Jusqu'au dernier flacon. Dans cette partie de roulette russe, le Pr Royer avait gagné. Par chance, aucun des patients traités avec ce lot n'a attrapé le sida. Comme d'habitude, un pari avait été fait : les choses s'arrangeraient d'elles-mêmes. Un pari sur la tête des patients.

Puis, un jour, dans cette belle entité ronronnante, boursouflée d'ego et d'intérêts financiers, une nouvelle tomba. L'affaire du sang ayant eu raison du système, les politiques inventaient les agences sanitaires. Devant une situation très grave, on applique un bon vieux principe déduit de l'observation des oiseaux. Faire du bruit à côté d'une bête fascinée par un magnifique ver de terre permet de faire abandonner à l'oiseau l'objet qu'il fixait pourtant avec gourmandise pour tourner la tête. Et le plus souvent, on gagne à le faire s'enfuir. Les humains sont comme les oiseaux. L'attention de la population étant rivée sur un scandale, il fallait créer un grand bruit à côté, générer un événement pour la détourner de sa première préoccupation. Face à un problème de fonctionnement du système de sécurité du médicament, on créa une nouvelle structure avec un beau nom – Agence du médicament puis Afssaps et, depuis le Mediator, ANSM. Pour renforcer la crédibilité, on redistribua un peu les cartes concernant les compétences des nouveaux services, on élimina bien sûr quelques figures présentées comme pestiférées. La plupart du temps, on les recasa ailleurs. Pas de chance, pas assez de relations ? Ils firent office de boucs émissaires. Et, finalement, on repartit avec les mêmes. Ce nouveau mode de fonctionnement avait l'avantage de nous mettre en conformité avec beaucoup d'autres pays et de préparer le passage à la gestion européenne du médicament prévu pour 1995. Malgré les effets d'annonce, le ministère de la Santé gardait tout le pouvoir : la nomination du directeur de l'Agence et l'organisation de son fonctionnement. Il avait ainsi toujours la main, des moyens de pression, mais sans les inconvénients de la responsabilité en cas de pépin.

En janvier 1993, l'Agence française du médicament était créée, un établissement public de 900 salariés et 2 000 experts.

4

M. Rungis
L'ENVELOPPE ET LES HONNÊTES HOMMES

Au milieu des années 1980, je fus candidat à la Commission d'autorisation de mise sur le marché, un groupe directement rattaché au ministère de la Santé. Extrêmement puissante en raison des conséquences sanitaires et économiques de ses décisions, cette instance autorisait ou non la commercialisation d'une molécule. Ses experts avaient ainsi droit de vie ou de mort sur un produit. La réponse de l'administration s'avéra étonnante. Certes, ma candidature fut jugée intéressante mais on me demanda de fournir des lettres de recommandation de laboratoires pharmaceutiques. Je n'avais pas rêvé : pour attester de ma compétence, je devais joindre des apostilles de l'industrie. Pour nommer les futurs évaluateurs des travaux scientifiques déposés par les laboratoires, les autorités sanitaires recrutaient des experts parrainés par ces mêmes entreprises.

Ce mélange des genres peu déontologique fut la norme jusqu'en 1999. Avant, la notion de conflit d'intérêts n'existait pas vraiment en France. Les postulants experts n'étaient, certes, plus soutenus par l'industrie de façon officielle, mais on pouvait parfaitement siéger à la Commission d'autorisation de mise sur le marché, donner un avis sur un produit présenté par un laboratoire tout en touchant de l'argent de ce même laboratoire comme rétribution de travaux de recherches ou de conseil. Ainsi, quand nous allions à Nantes ou dans d'autres villes avec l'association des enseignants de pharmacologie des facultés de médecine présidée par le Pr Patrice Jaillon, Servier réglait la note. Jaillon, par ailleurs patron du CNU (Conseil national des universités), l'organisme chargé de nommer les professeurs, avait eu l'idée de créer ce groupe pour homogénéiser les enseignements, qui était, *de facto*, sous contrôle de l'industrie car Servier assistait à nos réunions. Quand nous parlions d'un médicament, ils étaient ainsi parfaitement au courant de nos échanges. Toujours là, avec le sourire. D'ailleurs, le trésorier de la Société française de pharmacologie et de thérapeutique, la société savante réunissant les pharmacologues français, a longtemps été Pierre Schiavi, directeur chez... Servier. La vraie révolution dans ce domaine fut l'interdiction de ces pratiques avec l'affaire du Mediator, après 2010.

Et pourtant, en 2003 encore, Emmanuelle Wargon alors adjointe au directeur général de l'Agence (après avoir été conseillère de Bernard Kouchner au ministère de la Santé) disait : « Il est impossible, voire illusoire, et non souhaitable de chercher à faire intervenir un praticien qui n'aurait jamais travaillé avec l'un des laboratoires impliqués dans la classe pharmaceutique considérée. Nous ne voulons pas trouver d'expert qui soit totalement déconnecté de la réalité. » C'était très exactement le discours du syndicat des entreprises du médicament.

Le 24 octobre 2005, un an après le retrait mondial de l'anti-inflammatoire Vioxx de MSD en raison de ses effets secondaires cardiovasculaires – ce scandale sanitaire avait provoqué un tremblement de terre au sein même de l'autorité américaine de régulation –, Emmanuelle Wargon participait aux « rencontres sociales » du Sénat aux côtés de Muriel Haïm, directrice des relations extérieures de MSD et de Christian Bazantay, secrétaire général de Servier. Sans ciller, la numéro deux de l'Agence française du médicament déclarait qu'il eût été plus adéquat de prendre « une mesure alternative à un retrait » du marché, le Vioxx ayant « de réels bénéfices ». Ces propos firent rire jaune les pharmacologues. Quant au laboratoire américain MSD, il n'en demandait pas tant. Outre-Atlantique, le Vioxx avait provoqué des dizaines de milliers d'accidents cardiovasculaires et la mort d'environ 40 000 personnes. En réalité, MSD connaissait les effets nocifs de son produit avant même sa mise sur le marché en 1999, mais les avait dissimulés. Le laboratoire a plaidé coupable ; en 2005-2006, il a dû verser 5 milliards de dollars aux victimes américaines, puis, en 2011, 950 millions à l'État américain pour « fausses déclarations sur la sécurité de son médicament dans le but d'augmenter ses ventes ». En France, le Vioxx a été consommé par 500 000 patients et, officiellement, aucun décès n'a été rapporté.

Après ces considérations sur le Vioxx, plus en faveur du laboratoire que des patients, Emmanuelle Wargon dirigea le cabinet de Martin Hirsch, l'ancien directeur de cabinet de Bernard Kouchner devenu haut-commissaire aux solidarités du gouvernement Fillon. Puis la fille de Lionel Stoléru œuvra comme lobbyiste chez Danone. En juillet 2018, elle dit que l'huile de palme constitue « l'un des produits essentiels pour les laits infantiles » avant de rejoindre, sans transition, le ministère de l'Écologie. J'ai assez souvent côtoyé Mme Wargon, du temps où elle était adjointe au directeur général de l'Agence, à partir de 2002. C'est une énarque typique, faisant preuve d'une capacité d'adaptation exceptionnelle mais tout à fait superficielle. Comme beaucoup de nos gouvernants passés par ce moule, elle flotte tel un bouchon porté par la pensée ambiante, mais ne sait ni intégrer ni s'approprier de nouveaux concepts. Étanche et brillante dans le paraître.

Je me souviens de ce jour où nous faisions ensemble une intervention sur l'évolution de l'Agence, en particulier sur la sécurité du médicament, devant un parterre de pharmaciens hospitaliers. Mme Wargon arrive et découvre sur place le titre de l'exposé. Elle ne sait pas ce qu'elle va raconter. Ce serait bien de coordonner nos interventions, me fait-elle comprendre. Bien sûr, tout est dans le non-dit mais il est normal, étant donné sa position et la mienne, que je l'aide à préparer son exposé. Nous nous isolons dans une pièce à part et je lui construis son discours. Elle prend quelques notes, pas beaucoup. Elle les relit brièvement puis vient le moment d'y aller. Je la suis dans la salle où nous devons prendre la parole, elle fait un topo de vingt minutes. Elle est bien meilleure que moi, et je suis fasciné car à l'exception d'une erreur minime, elle a repris avec assurance et brio toute notre préparation de dernière minute. Certes avec ses mots, sa syntaxe, mais elle a réussi à s'approprier un sujet dont elle ne connaissait absolument rien une heure auparavant. Je la félicite. Elle me répond que c'est facile pour elle car l'ENA enseigne à parler devant des spécialistes de n'importe quel sujet en donnant l'illusion de l'avoir longuement approfondi. Puis, une fois la représentation terminée, on oublie tout, on passe à autre chose. Quand l'affaire du Mediator éclate, Emmanuelle Wargon est toujours au conseil d'administration de l'Agence qui n'a rien vu, rien entendu, rien fait pendant des années pour interdire ce produit.

Étrangement en matière de conflits d'intérêts, les médecins ont longtemps nié le rôle de l'inconscient. Ils se croyaient à l'abri de la tentation du favoritisme, pensaient-ils non sans prétention, et leur statut les protégeait du regard de l'autre. En effet, les conflits d'intérêts font émerger chez ceux qui regardent l'expert doute et suspicion. Comment le croire, lui qui n'est pas libre ? Plus de vingt ans après, l'évolution n'est pas complète et, comme le dirait Pascal : « Vérité dans une époque donnée, erreur dans une autre. » Ce phénomène d'inversion de la norme se retrouve ailleurs. Par exemple, dans les années 1950, se trouver sous l'emprise de la boisson constituait une circonstance atténuante pour l'auteur d'un accident de voiture ; maintenant, c'est un facteur aggravant.

Mes premiers contacts avec l'industrie pharmaceutique remontent aux années 1990. Après 1992 et la fin de mes mandats électifs universitaires, j'ai décidé de me consacrer à mes activités hospitalo-universitaires, notamment à la pharmacovigilance, l'étude des effets secondaires des médicaments et la recherche, en plus de mes activités d'expert. On pouvait à cette époque cumuler les postes à l'université, à l'hôpital et à l'Agence ; une aberration, trois métiers en un ! Étrangement, les cours ne comptent absolument pas pour la carrière d'un universitaire en médecine. La recherche, en revanche, représente le sésame permettant d'ouvrir toutes les perspectives. Or, la quasi-totalité de la recherche en médecine se faisait alors à l'ombre des laboratoires. La situation n'a pas beaucoup changé aujourd'hui même si l'habillage politique s'est adapté. On ne parle plus de subventions ni de soutiens, on range le tout sous le pudique mais glorieux vocable « partenariat public-privé ».

À cette époque, dans les années 1990, très peu, voire aucun essai n'était directement financé par l'État auprès d'organismes comme l'Inserm (Institut national de la santé et de la recherche médicale) ou le CNRS (Centre national de la recherche scientifique). La recherche clinique était très majoritairement payée par les firmes pharmaceutiques et ce n'est absolument pas un critère de médiocrité. Rarement, une entreprise privée envisage de perdre de l'argent en soutenant des bras cassés. Les laboratoires performants se mettent en quête des meilleures équipes tout simplement pour gagner plus. Enfin, cette règle fonctionne quand tout va bien. En cas de problème de sécurité par exemple, certains peuvent se compromettre en sponsorisant des études scandaleuses. Face à une interrogation légitime devant des effets néfastes possibles, l'objectif des travaux financés n'est alors plus de faire avancer la connaissance mais de semer et d'entretenir le doute. Il ne s'agit pas de faire une démonstration, mais de parler de façon différente d'un problème. L'industrie pétrolière a excellé dans ce domaine, mettant en avant la pollution de l'air intérieur pour se dédouaner de sa part de responsabilité en matière de pollution extérieure. La finalité ? Gagner du temps. Le tabac, l'amiante et, malheureusement, le médicament en fournissent de tristes exemples.

Entretenir le doute, ce fut notamment la démarche de Servier avec le Mediator. Au début de l'affaire, le laboratoire, commençant à voir se profiler les expertises de malades qui rendaient la molécule responsable de leurs maux, avait répondu : prouvez-nous que vous en avez consommé ! Et, face aux ordonnances, la réponse fut : s'en être vu prescrire ne signifie pas en avoir avalé. Autre exemple : après une expertise anatomopathologique réalisée sur une valve cardiaque de malade mettant en cause le Mediator, la réponse fut : les valves humaines ressemblent beaucoup aux valves de mouton, n'y aurait-il pas eu inversion ? Comme si, dans les hôpitaux, les services d'anatomopathologie étudiaient les organes d'animaux passés au sein de leurs blocs opératoires ! Instiller le doute tel un poison, par petites touches. Il en reste toujours quelque chose.

Mon service au CHU de Brest s'intéressait à deux axes de recherche, l'un, très fondamental, l'autre, clinique. Le premier se faisait en collaboration avec une unité Inserm spécialisée dans la culture d'hépatocytes, à l'époque l'une des équipes les plus avancées dans le domaine. Dans les années 1980, les greffes de foie ne pouvaient pas se faire avec un prélèvement réalisé dans une autre ville car on ne savait alors pas encore très bien conserver cet organe. C'est pourquoi l'équipe Inserm testait, entre autres, des solutés de conservation, un liquide permettant de conserver l'organe en attendant la greffe, qui permettrait de transporter des foies sur une longue distance. Nous participions à ces tests et nous transférions, sur des trajets de plus de deux heures et très souvent la nuit, des foies prélevés dans notre CHU jusqu'à l'unité Inserm de Rennes. Ils parcouraient donc 250 kilomètres en voiture, un exploit. Aujourd'hui il existe un magnifique réseau de prélèvements, de transport par avion et de conservation. Avec des machines à perfuser, on peut désormais garder un foie vingt-quatre heures.

Nous avons également appris à maîtriser la culture des cellules humaines de cet organe, cette technique était essentielle en pharmacologie : elle permettait d'étudier le devenir d'un médicament dans un organisme, sans passer par l'animal. En connaissant la toxicité des produits sur des cellules humaines, on pouvait diminuer les risques chez les volontaires acceptant de participer à des essais cliniques. Les laboratoires pharmaceutiques étaient évidemment très friands de ces techniques car l'étude du devenir d'un principe actif dans un organisme constitue une étape clé du développement de nouveaux traitements. À l'époque, ces travaux étaient réalisés sur des animaux et des volontaires sains. Or c'était très cher et un peu risqué pour la partie humaine. On comprend l'intérêt de l'industrie de vouloir diminuer le risque, ses conséquences potentielles et les coûts ! Tous les labos rêvaient de collaborer avec l'Inserm et celui-ci avait obtenu l'exclusivité en échange d'un soutien financier avec Servier. C'est de cette manière que j'ai noué des contacts très étroits avec plusieurs groupes pharmaceutiques dont le même Servier. Pour ces techniques de pointe, il existait une association regroupant les responsables de recherche de tous les laboratoires pharmaceutiques travaillant dans ce domaine. Il y avait une extraordinaire émulation entre industriels sur les méthodes permettant une approche plus performante de ces phases de développement. J'ai croisé des chercheurs remarquables, ceux de Servier étaient parmi les meilleurs, notamment pour le dépistage de la toxicité. Je n'arrive d'ailleurs pas à comprendre, moi qui suis un peu psychorigide, pourquoi, quand on dispose d'une grande compétence et de la notoriété justifiée allant de pair avec ce savoir, on peut se fourvoyer comme Servier l'a fait avec le Mediator.

Le deuxième axe de ma recherche concernait les essais thérapeutiques chez l'homme dans un domaine très particulier et en lien étroit avec notre axe fondamental, la pharmacocinétique étudiant le devenir d'un médicament dans un organisme. Avec un collègue, nous avions créé un petit centre à Brest pour procéder à ces expérimentations. Ces deux versants de recherche m'ont conduit à beaucoup fréquenter l'industrie pharmaceutique et à profiter de tous les avantages liés à ces activités. Je recevais des honoraires intégralement reversés à mon équipe hospitalière pour nos projets de recherche, nous étions un laboratoire « riche » du fait de ces financements privés. Je bénéficiais aussi d'un soutien logistique pour me déplacer et assister à des congrès internationaux avec ou sans prétexte de présentation de communications sur les produits du laboratoire sponsor. Comme tous mes collègues, j'ai construit ma notoriété, certes par le travail, mais aussi grâce au soutien des firmes. Parmi toutes celles qui nous confiaient des études, Servier était particulièrement présent. Par ce biais, j'ai eu de nombreux contacts avec la recherche clinique de ce groupe et j'ai pu apprécier la rigueur des protocoles et l'efficience de ses chercheurs. Ils étaient différents des autres. En grossissant le trait, ils n'étaient jamais drôles. Ils étaient tellement sérieux que l'on était en droit de se demander si ce n'était pas une entrave à leur imagination et un frein majeur à leur capacité de dire non. C'étaient des dociles. Tous recrutés pour correspondre à des critères maison.

Un jour, au milieu des années 1990, une jeune cardiologue vint me voir dans le service du CHU de Brest, une femme très bon chic bon genre, sérieuse (elle devait sourire deux fois l'an). Elle était comme ces épouses d'officiers de marine à Brest, armées d'une ribambelle d'enfants à la sortie de la messe du dimanche à l'église Saint-Louis. Cette horrible bâtisse du centre-ville reconstruite après les bombardements de la guerre est religieusement fréquentée par les familles nombreuses, catholiques et militaires. Fantaisie, s'abstenir. La cardiologue en question m'annonça avoir posé sa candidature chez Servier et me demanda l'autorisation de me citer pour la recommander. Bien sûr, j'acceptai, le labo devait demander des références scientifiques, pensai-je. Peu de temps après, je reçus la visite d'un grassouillet envoyé par Servier, un petit bonhomme très propre sur lui avec le physique de l'emploi du parfait visiteur médical. Il avait pris rendez-vous au CHU sans donner l'objet de sa visite. J'attribuai d'abord sa venue à des raisons d'ordre médical. Puis je fus complètement dérouté car, d'emblée, il m'interrogea sur la moralité de la candidate. En fait, le laboratoire demandait aux postulants des noms de personnes pouvant garantir leur bonne moralité. Et la cardiologue BCBG m'avait inscrit dans ce type de références. Mon visiteur était le visqueux collecteur de petites histoires pouvant révéler des « défauts » chez la future salariée. Je lui répondis par l'humour, dans le style de l'officier français qui, au moment du conflit entre l'État et l'Église catholique, avait dit à un administratif lui demandant le nom de ses collègues se rendant le dimanche à l'église : « À la messe je suis au premier rang, et je n'ai pas l'habitude de me retourner. » Je lui avouai donc ne pas regarder les entrées dans les chambres à coucher du personnel de l'hôpital. Il partit d'un rire forcé, je ne lui donnai aucune information mais, très obséquieux, il me remercia pour mon aide.

La cardiologue bien sous tous rapports fut embauchée. En revanche, Servier ne me sollicita plus jamais pour recueillir mon avis sur ses futures ouailles.

Dans l'industrie, j'ai croisé plusieurs types de personnages et un épisode m'a particulièrement marqué.

Synthélabo, début des années 1990. Les innovations du laboratoire français sont – forcément – des produits destinés à conquérir le monde, des blockbusters, comme on dit. L'entreprise se voit déjà en haut de l'affiche, multiplie les symposiums scientifiques sur la prise en charge de l'anxiété dans une immense campagne de marketing pour propulser ses créations à la première place. Son nouveau médicament vedette ? Un anxiolytique, l'Ananxyl. Mais peu de temps après sa commercialisation, patatras, l'enthousiasme est rapidement douché par la survenue d'effets indésirables particulièrement graves, des hépatites. Avec des morts. L'Agence confie alors au pharmacovigilant de Saint-Antoine, Michel Biour, une enquête officielle. Or j'ai accès à Brest aux cultures d'hépatocytes et sur ce modèle, il est possible de faire des tests sur la toxicité *in vitro* des médicaments et, par là même, d'éclairer la suspicion qui entoure ce tout nouvel anxiolytique. Je propose une étude *in vitro*. Biour estime que depuis un an on traîne trop avec ces effets indésirables, il veut en finir. J'obtiens le produit pour une expérimentation. Il nous faut un foie. En une semaine, on saura si le produit a une potentialité hépatotoxique. Début décembre, accident de la route. Drame encore plus difficile, je connais très bien le père du gamin décédé. La famille donne l'autorisation de prélèvement, les reins pour une greffe et le foie pour la recherche médicale. Nous lançons la recherche sur le foie de l'accidenté. Les résultats sont sans appel. *In vitro*, la toxicité du produit de Synthélabo est évidente. Je préviens Michel Biour et l'Agence. Et un ami responsable de l'étude du métabolisme des médicaments de Synthélabo.

Quelques jours avant Noël, j'ai rendez-vous avec cet ami en fin de matinée. Je le connais depuis très longtemps. Il a une belle vision de la recherche pour étudier les nouveaux médicaments, il travaille sur les outils et les méthodes pour mieux connaître les produits arrivant sur le marché, autrement dit, améliorer leurs performances thérapeutiques et diminuer les risques de toxicité. Une association dont il faisait d'ailleurs partie, le Groupe de métabolisme et pharmacocinétique (GMP) organisait des communications avec des universitaires pour connaître le mieux possible les caractéristiques métabolique et cinétique[1] des produits bientôt testés sur l'homme. Pour lui rendre visite, je prends le RER B, direction le Plessis-Robinson, où se trouve le siège de Synthélabo. Nous entrons directement dans le vif du sujet. Je lui montre les résultats, les courbes, les schémas. Pas besoin de palabres. Pendant l'exposé, il vient s'installer à côté de moi pour regarder les documents. La présentation condamne sans appel le produit. Il repasse alors derrière son immense bureau. Silence de plomb. Lui et moi connaissons bien la pertinence de ses tests et, nous le savons, il n'y a strictement rien à faire. L'Ananxyl est perdu. Comprendre le pourquoi de cette toxicité peut prendre des années sans la moindre certitude d'y arriver. Il n'y a aucune autre possibilité à part le retrait pur et simple du marché. Après un long silence, sans me regarder, il dit : « Tu me donnes cinq minutes ? » Sans attendre ma réponse, il se lève et sort. En réalité, je patiente vingt bonnes minutes. Puis il revient d'un pas lourd et sombre.

– Christian, comment peut-on s'arranger ?

– Écoute, je n'ai rien entendu. Ce produit est vraiment hépatotoxique. Les cas vont se multiplier. Plus

1. Le métabolisme est la transformation des produits arrivant dans le corps (alimentation ou médicament) pour les assimiler et/ou les éliminer. La cinétique est la description des événements qui se produisent quand une substance rentre dans le corps.

longtemps le produit restera commercialisé, plus nombreux seront les patients atteints. Plus de morts. Il faut absolument interdire ce médicament.

Il n'a rien répondu. Je me suis levé et je suis parti reprendre le RER. Près d'un an plus tard, le 22 octobre 1993, Didier Tabuteau, directeur de l'Agence, suspendait l'autorisation de mise sur le marché de l'Ananxyl à la suite de six décès, huit troubles hépatiques très graves ayant nécessité une transplantation et cent quatre cas d'hépatites toxiques médicamenteuses. Le week-end précédent cette annonce, Synthélabo avait invité un groupe de pharmaciens hospitaliers de France à une grande fiesta pseudo-scientifique de promotion du produit. Suite à ce retrait, le titre Synthélabo perdit 7,5 % en Bourse. Avec mon ami, nous n'avons jamais abordé la conversation du Plessis-Robinson.

Mais j'ai aussi croisé des « honnêtes hommes » au sens du XVIIIe. Face à une question grave de sécurité du médicament, ils prenaient avec tristesse et regrets les décisions adéquates. Je pense à un patron chez Sanofi. À la fin des années 1990, le laboratoire avait fait une demande d'autorisation européenne pour un produit destiné aux services de réanimation. Il avait coûté une fortune en développement, mobilisé beaucoup de chercheurs dont un nombre important en France. Il promettait de devenir un blockbuster car il était censé corriger des troubles métaboliques très souvent mortels dans ces services si particuliers. Les usines étaient prêtes à tourner. Or ce nouveau traitement avait entraîné le décès de plusieurs patients lors des essais cliniques et, pour ne pas prendre le risque de voir la direction arrêter cette recherche, l'information était tenue secrète. L'industrie espérait trouver des précautions d'emploi rendant néanmoins possible, sous certaines conditions, l'utilisation de la molécule. La pathologie traitée enregistre, en dehors de toute prise médicamenteuse, un taux de mortalité très important mais avec ce médicament, les malades mourraient plus rapidement, en quelques semaines. Devant ces résultats surprenants, j'avais demandé des explications au laboratoire. Or ce dernier ne savait pas répondre, il lui fallait revoir le développement entier du produit pour comprendre. J'avais fait savoir au patron de Sanofi qu'il était impossible de passer ces décès sous silence. Il l'avait parfaitement entendu.

Quelque temps avant cet échange avec la direction de Sanofi et toujours à propos de ce même médicament, j'avais fait l'objet, de la part d'une responsable de l'Agence d'une délicate pression, pour le dire pudiquement. Elle m'avait demandé s'il n'y avait pas un moyen de nuancer mon rapport pour trouver une sortie honorable, autrement dit moins radicale pour le laboratoire. J'étais l'un des quatre experts chargés de rédiger un document à destination de l'autorité de contrôle européenne et j'étais responsable de la partie sécurité. Une responsable du département de pharmacovigilance m'avait demandé d'écrire s'il était possible, sous certaines conditions, d'autoriser ce médicament et de donner des délais à l'entreprise pour lui laisser le temps de trouver l'explication des décès et des mesures correctives. Autrement dit, d'édulcorer mon propos.

Je me souviens avec précision de cette requête. Elle avait eu lieu dans mon bureau, au troisième étage, Carrefour Pleyel. L'intéressée était venue me voir et, dehors, le ciel était très clair. Dans une scène digne de Faust avec Belzébuth, elle était à contre-jour en face de moi : « Sur le fond, je suis d'accord avec ce que tu écris mais il ne faut pas le dire de cette façon. Là, tu fermes complètement, il faut laisser une ouverture, une porte de sortie au laboratoire. Tu dois être moins péremptoire. » Avec ma grande diplomatie, je lui avais répondu : « Non. » Mais elle avait tenté sa chance, elle avait essayé. Le leitmotiv : jamais de vagues, laisser faire et accepter l'inacceptable. L'Agence était une pantomime dont j'étais l'alibi. Les compromissions avec les industriels étant permanentes, les flics véreux devaient, de temps en temps, faire une descente chez Al Capone, histoire de sauver les apparences. Pour masquer la forêt, il fallait savoir sacrifier un arbre et j'étais le bûcheron simplet de service.

On estime à un an minimum la période permettant à un laboratoire d'amortir une partie non négligeable du développement d'un produit. Autoriser une molécule pour l'interdire au bout d'une année est donc souvent la moins mauvaise solution pour une entreprise. *A contrario*, un avis négatif à une autorisation de mise sur le marché peut avoir des conséquences boursières catastrophiques. Dans l'histoire du médicament destiné aux réanimations, Sanofi a finalement fait le choix de retirer sa demande. Cette décision a d'ailleurs sûrement contribué à amplifier une campagne de licenciements à la même période. L'être humain est complexe. Dans ce cas précis, Sanofi a été capable d'intégrité intellectuelle quand certains membres de l'Agence ont eu une attitude condamnable et non éthique. Mais, pour la Depakine, le même Sanofi a adopté une tout autre posture.

Quant à la responsable de l'agence qui avait tenté d'infléchir mon rapport, elle a été rattrapée par le Mediator (mais jamais poursuivie) pour cause de laxisme et débarquée en février 2011. Quelques mois plus tard, elle rejoignait l'Institut national de prévention et d'éducation pour la santé (Inpes).

Autre souvenir, milieu des années 2000. Avant l'interdiction du paraquat, un produit herbicide hautement toxique accusé d'être responsable d'atteintes rénales, pulmonaires mais surtout hépatiques, un expert de l'Agence, alors président de la Commission d'autorisation de mise sur le marché, me sollicite. L'industriel l'a contacté pour montrer, *via* une étude, qu'il était possible d'utiliser le paraquat correctement et de limiter ses effets toxiques. Il s'agit donc de trouver des experts qui auraient marché dans la combine. Il me dit : « Aucun problème de conflits d'intérêts puisque ce sont des produits phytosanitaires. » Il établit une liste et va voir le fabricant avec plusieurs cliniciens, le top des experts de l'époque. L'industriel organise alors un repas somptueux dans un restaurant très chic de Paris. D'emblée, le P.-D.G. nous dit : « Nous allons parler d'autre chose car on ne va pas contester l'avis européen de retirer le paraquat du marché. » Pas un mot à table sur l'herbicide, pour le dire vulgairement, c'est juste une bouffe un vendredi midi.

À la fin du déjeuner, je récupère mon manteau et ma sacoche quand on me donne une enveloppe. Je la prends puis je file attraper mon avion pour Brest. Le lendemain, je raconte à mon épouse le déjeuner et je me souviens de l'enveloppe. Je l'ouvre et je découvre des billets de 500 euros. Il y en a pour 3 000 euros, le tout accompagné d'un petit mot du P.-D.G. pour nous remercier du dérangement. Immédiatement, je l'appelle. Je tombe sur sa secrétaire à qui je fais part de mon étonnement d'avoir reçu des billets après un déjeuner. Elle me répond que c'est habituel : « C'est pour votre dérangement. » Je lui dis :

– Je veux rendre cet argent.

– Impossible me rétorque-t-elle, ces billets n'ont jamais existé, ils ne correspondent à rien chez nous, faites-en ce que vous voulez.

Je ne me rappelle plus si je l'ai gardé ou donné.

En 2021, une étude d'un chercheur écossais estimera à 100 000 le nombre de morts dans le monde depuis la commercialisation du paraquat dans les années 1960. Il sera également établi que les effets toxiques de l'herbicide étaient connus depuis des années. Quant à l'expert qui œuvrait en sous-main, il sera poursuivi dans l'affaire du Mediator pour participation illégale d'un fonctionnaire dans une entreprise précédemment contrôlée : avant l'expiration d'un délai de trois ans suivant la cessation de ses fonctions au sein de l'Afssaps, il avait conseillé Servier. Il a été relaxé pour prescription.

5

« GORGE PROFONDE », « RANTANPLAN », « OLRIK », « MME PAPY » : LES SOURCES

M. Rungis, le nom est né au *Figaro*, un jour de l'hiver 2010. Chaque jeudi, Christian Riché se rendait à Saint-Denis depuis Brest et je veillais à ne pas prendre de rendez-vous ces après-midi-là pour rester disponible. Je descendais le retrouver dans le hall du journal boulevard Haussmann : « Je vais voir "le" monsieur. » Une rédactrice en chef m'avait répondu une fois : « Il est allé faire les courses ? C'est M. Rungis en fait, ton gars ! » Dans la presse, « faire les courses » signifie rapporter des informations et M. Rungis ne collait pas du tout à la personnalité précieuse de mon interlocuteur. Mais c'était ça dans le fond, la force de ce surnom. Affublé de celui-ci, personne ne le reconnaîtrait jamais, lui, le fou de clavecin. Alors M. Rungis est resté pour désigner cet expert passionné de musique baroque. Et ce patronyme ne l'a jamais quitté.

Dans le journalisme, les sources ont souvent des surnoms. Les informateurs, ce sont ces femmes et ces hommes décidant un beau jour de s'ouvrir à nous et de nous donner des documents confidentiels ou des renseignements permettant de défaire les nœuds et de dérouler la pelote.

Il n'est pas question ici des avocats, grands pourvoyeurs de scoops journalistiques. Certains d'entre eux livrent des pans entiers de dossiers d'instruction sur cédérom ou clé USB en nous glissant à l'oreille : « Vous me raconterez, hein, je n'ai pas le temps de lire. Vous me ferez un résumé. » Les journalistes comme stagiaires auprès des cabinets d'avocats, en somme. Parfois même, ils donnent sans le savoir : le dossier contient de quoi démolir leur client mais ils ne l'ont pas lu, justement. Ils s'en rendent compte en lisant la presse, un peu trop tard.

Il est ici question d'une autre catégorie d'informateurs. Bien souvent, ceux-ci n'ont jamais échangé auparavant avec un journaliste. Difficiles à apprivoiser, ils doivent être approchés patiemment, doucement, avec minutie et psychologie. Pourquoi nous parlent-ils ? Mystère. Pour racheter leurs erreurs ? Pour tenter d'apaiser leur silence complice qui, un beau soir, les empêche tout à coup de dormir ? Parfois, ces sources se confient pour une raison toute simple : nous les faisons rire. Sans le savoir, on peut même toucher une corde sensible. D'autres encore ont, au fond d'elles, une envie de frisson. Il faut rester pragmatique, en réalité, peu importe pourquoi elles parlent : on ne connaît jamais la véritable motivation des informateurs dont les noms ne sont pas cités dans les articles. Certains donnent une seule fois et on ne les revoit plus, d'autres nous suivent toute notre vie de journaliste. Si nous quittons une rédaction, ils partent avec nous car ils nous font confiance.

Souvent, il a fallu du temps pour les convaincre. Les premiers rendez-vous peuvent même être polaires. « Il m'a juste donné l'heure », disent alors les journalistes dans ces cas-là. Puis, avec le temps vient parfois – pas toujours – la confiance, et la confiance entraîne les confidences, et les confidences mènent aux grands secrets. Enfin, la magie de l'enquête, la vraie, celle qui est à même de faire bouillir le cerveau au point d'en perdre le sommeil, cette excitation enivrante, addictive, pouvant rendre fou, cette quête éperdue de la pièce manquante peut même se révéler contagieuse et amuser certaines sources. Elles se prennent alors au jeu au point de mener, avec nous, les investigations.

C'était le cas de « Gorge Profonde ». Ce haut fonctionnaire, habitué des cabinets ministériels, m'avait fait jurer de le laisser à jamais dans l'ombre. Son sobriquet faisait bien sûr référence à « Deep Throat », cette source que rencontraient dans un parking souterrain les journalistes du *Washington Post* pour nourrir leur enquête sur la campagne d'espionnage et de sabotage menée par le Parti républicain à l'encontre des Démocrates. Leurs investigations dans l'affaire dite du Watergate avaient débouché sur la démission du président Richard Nixon en août 1974.

Ma Gorge Profonde avait d'ailleurs quelques points communs avec son homonyme américain, notamment cette façon *so chic* de porter le costume. Il connaissait tous les secrets des médicaments en France, tous les dessous politiques, toutes les animosités des uns, les coucheries des autres et les amitiés crapoteuses des derniers. Il était d'une intelligence redoutable, fine gueule, cultivé, acerbe, savait très bien se moquer de sa propre paranoïa. Il disposait d'un don inouï pour camper des personnages, saisir leur psychologie, mimer leurs tics de langage. Il avait pour les autres et pour lui-même une intransigeance le rendant parfois extrêmement malheureux et mélancolique. Ensemble, nous avons piqué des fous rires mémorables. De toutes les sources, Gorge Profonde est sûrement l'une de mes préférées, sans aucun doute la plus complexe, assurément la plus attachante. Pour certaines, on peut avoir de l'affection ou une complicité intellectuelle, même si ce n'est pas très fréquent. Combien de fois avons-nous pu parler de cuisine ensemble ? Il me donnait ses recettes de confiture et ses petits secrets : une noix de beurre pour éviter la mousse, surtout garder les noyaux des abricots pour récupérer les amandes. Si je lui demandais des informations qu'il n'avait pas, Gorge Profonde me répondait avec un œil gourmand : « Je vais faire les courses. » Et il allait à la pêche comme d'autres partent au combat. Un jour de commissions, les vraies, pour nourrir sa petite famille, il avait vu une rôtissoire garnie de poulets à l'entrée d'une boucherie chevaline. « Alors, monsieur, on veut un poulet ? » lui avait demandé le commerçant. « Oui, mais un poulet de cheval », avait répondu Gorge Profonde avec un sourire goguenard comme ceux des personnages de Reiser qu'il aimait tant. C'était un artiste.

Les journalistes donnent des surnoms aux sources pour les protéger. Les documents transmis ou le simple fait de parler à la presse peuvent souvent leur coûter leur poste, ruiner leur carrière. Ne pas prononcer leur vrai nom permet d'éviter les impairs. C'est aussi une façon de brouiller les pistes si un collègue ou un rédacteur en chef imprudent ou, pire, malintentionné, raconte par exemple, en temps réel – ce fut le cas à plusieurs reprises avec le Mediator – l'avancée de vos enquêtes à l'extérieur. Pour ne pas lâcher son identité un jour par inadvertance, on affuble l'informateur d'un petit nom et on ne l'appelle plus qu'ainsi. Les discussions avec un chef de service deviennent surréalistes : « Et que t'a dit Gorge Profonde ? » ou : « Tu vois bientôt M. Rungis ? » Au *Figaro*, tout le service « science » connaissait M. Rungis mais personne ne savait qui il était.

Les sources doivent aussi se protéger, elles apprennent à ne pas enregistrer notre numéro de portable à notre nom et nous affublent parfois, nous aussi, d'un pseudonyme. Elles nous le racontent : il peut leur arriver en réunion de recevoir notre appel quand elles sont assises juste à côté d'une personne sur lesquelles elles nous livrent des informations. J'en avais parlé à Gorge Profonde. Alors, dans son répertoire, pour éviter de se faire avoir, il m'avait appelé « Mamy Blue » en hommage à Nicoletta.

Parmi mes sources, il y a aussi « Le From », cet ancien des services de renseignements amoureux de la Corse et de ses fromages, un peu cœur d'artichaut, adepte du vaudou et de la cartomancie et dont la carrière sous couverture mériterait un ouvrage à elle seule. Les sources, c'est aussi « Armand Thierry », « Rantanplan », « Il professore », ce professeur de médecine imitateur génial de Jean Castex, « Cruella », sans oublier « Olrik ». À ce dernier, un médecin bouffi d'orgueil impliqué dans l'affaire du Mediator et expert auprès de l'Agence du médicament, le surnom allait comme un gant ; aux autres, parfois un peu moins. Mais c'est justement toute l'astuce du petit nom : dévier l'attention et protéger la véritable identité.

Une source peut donner pour de bonnes ou de mauvaises raisons mais, pour le journaliste, peu importe. Nul besoin d'être un saint. Et j'ai discuté avec des crapules pour récupérer des informations ! Des personnages avec lesquels on ne bavarderait jamais dans la vie normale. J'ai mordu ma langue plus d'une fois pour me retenir de leur répondre et les couper dans leur élan de donner. Mais une fois, une seule fois pourtant, il y a eu le mot de trop. C'était vraiment une très, très bonne source, un professeur de chirurgie. Puis, un jour de l'hiver 2018, le 7 janvier, tout juste trois ans après l'attentat islamiste qui avait décimé la rédaction, cet informateur me dit : « De toute façon, ils l'avaient bien cherché à *Charlie* ». J'ai marqué un blanc. Et là, c'était fini. Je savais que nous ne nous parlerions plus jamais. Tant pis pour les infos. La une de *Charlie* cette semaine-là était un dessin de Riss représentant une porte de bunker, le siège de la rédaction du journal avec ce titre : « Trois ans dans une boîte de conserve. » Une minuscule ouverture laissait apparaître un visage au regard légèrement agacé : « Le calendrier de Daech ? On a déjà donné. » Depuis lors, je n'ai plus jamais adressé la parole à cette source. Je n'ai pas réussi. Je n'ai pas eu envie. Ce n'était plus possible.

Dans les sources, il y avait aussi Olrik, clin d'œil au personnage pervers et orgueilleux de *Blake et Mortimer*, était du genre pleutre et aimait la musique classique. Il avait donné plusieurs fois, par vanité ou par faiblesse, dans le secret espoir de m'occuper à autre chose qu'à son cas. Ces sources-là se trompent. Il y a quelques années, après sa menace d'envoyer « une bombe » à mon domicile, j'avais déposé une main courante. L'officier de police n'avait pas vraiment apprécié sa plaisanterie et un confrère, alors à Mediapart, Michel de Pracontal, avait attesté par écrit l'animosité d'Olrik à mon égard. Qu'un journaliste de Mediapart rédige un témoignage pour une consœur du *Figaro* avait achevé de convaincre l'officier. C'était après l'essai clinique mortel de Rennes en janvier 2016 et les esprits étaient un peu échauffés. Olrik n'aimait pas du tout nos articles sur le sujet, il les trouvait trop critiques vis-à-vis de l'Agence, et donc de lui-même. Il m'avait alors menacée comme il le faisait souvent, soit directement, soit auprès d'intermédiaires ulcérés au point de me rapporter ses fulminations. Olrik était hypocondriaque mais aussi un peu porté sur le vin de sa région et sur les jeunes étudiantes. Il leur promettait systématiquement de quitter sa femme sans jamais le faire, bien sûr. Pour couronner le tout, en plus d'être lubrique, il était raciste (il imitait avec méchanceté l'accent des salariés étrangers de l'Agence) avec des penchants antisémites, misogynes et homophobes. Pour avoir des informations, mieux valait l'appeler après le déjeuner, vers 15 heures, quand l'alcool avait fait son œuvre de désinhibition. Dans sa grande perversité, il donnait des informations pour pouvoir faire accuser de fuites d'autres collègues de Saint-Denis où il n'était guère apprécié, les gens le trouvant « trop poli pour être honnête ». En réalité, Olrik était un matador.

Mais ces sources-là ne sont pas les plus nombreuses. Dans leur grande majorité, elles sont envahies de remords pour n'avoir pas pu ou su réagir, ne pas s'être opposées à une erreur, un délit, une injustice. L'attitude des institutions dont elles sont salariées peut aussi les avoir tellement déçues qu'elles décident de parler. À leurs yeux, le contrat moral passé avec nous est de l'ordre du rachat, de la rédemption. Mais, Dieu merci, nous ne sommes pas des confesseurs, le journaliste n'absout pas les péchés. Comme le résume un copain du *Canard enchaîné* : « Les sources, c'est comme la Légion étrangère : peu importe le passé. »

Je me souviens de cet informateur de l'Agence, obsédé par le Mediator et terrorisé à l'idée de se faire pincer. Il me donnait rendez-vous et me tendait, en tremblant, des documents sublimes. La veille de nos rencontres, il ne devait pas dormir, rongé par l'angoisse, mais il aurait encore moins trouvé le sommeil s'il n'avait pas participé à cette enquête. Il me parle encore aujourd'hui et il a, un peu, apprivoisé sa peur.

Pendant l'enquête sur le Mediator justement, les téléphones portables de plusieurs acteurs de l'affaire ont été branchés. C'était le cas du mien. Il ne s'agissait pas d'écoutes judiciaires mais d'interceptions illégales dont nous soupçonnions tous l'origine même si nous n'en avons jamais obtenu la preuve. Nous correspondions alors souvent par la poste, à l'ancienne. J'avais même donné à certains interlocuteurs le code de mon immeuble et ils me déposaient des documents dans la boîte aux lettres. Nous nous rencontrions aussi dans des parcs, sur des bancs publics, loin de leur lieu de travail. D'autres envoyaient des lettres au *Figaro* ou avaient créé des boîtes mail spéciales avec des clins d'œil à leur vie ou aux raisons les poussant à s'investir de la sorte.

On peut aussi s'échiner à protéger une source pendant des années, puis, un beau jour voir celle-ci, pour se pousser du col ou, plus prosaïquement libérée par une coupe de champagne, rompre le silence et, devant une vingtaine de personnes, cracher le morceau. Rantanplan a ainsi fait son outing à la projection du film d'Emmanuelle Bercot sur le Mediator, *La Fille de Brest*. Dans un cinéma de la place de Clichy, en présence de l'équipe du tournage, émoustillé par le moment people, il s'est écrié en m'apercevant : « Vous vous souvenez de la fois où... », lâchant ainsi, et devant tout le monde, l'un des plus gros secrets de fabrication du premier scoop sur le Mediator. Mais son anecdote a paru tellement farfelue (de fait, les conditions d'obtention de cette information étaient véritablement rocambolesques), couplée à un mensonge de ma part : « Ah non, je ne vois pas de quoi vous voulez parler », que tous les convives ont cru à une plaisanterie. Personne ne l'a pris au sérieux ni n'a compris la portée de sa confession. À force de remuer la queue, Rantanplan finit toujours par faire tomber un vase. Ce jour-là, le bibelot en a réchappé de peu.

Il faut prendre soin de sa source et ne jamais l'oublier : derrière l'informateur se cache un être humain. Un informateur n'est pas de la chair à canon, en l'occurrence à articles, ni un distributeur automatique. Et comme tout s'imbrique, ce respect pour l'autre construit une vraie relation durable. Je pense à ces informateurs dont les familles ont connu de graves soucis de santé. J'ai pris régulièrement de leurs nouvelles, sans aucune arrière-pensée, juste pour savoir comment ils allaient.

Il y a aussi Mme Papy, une petite femme très bon chic bon genre. Elle travaille pour l'Agence du médicament depuis des années et ne supporte plus de voir « son » organisme faillir à ses missions ; il est, selon elle, dévoyé de ses objectifs fondateurs et elle le vit comme une véritable souffrance, une blessure. Le contrat passé avec l'Agence, celui de se battre pour la sécurité sanitaire, n'est, selon elle, plus respecté. Elle n'avait jamais parlé à la presse mais s'est vite prise au jeu de l'enquête et elle déniche toujours des documents fantastiques, des pépites. Certains ont fait l'objet d'articles dont le contenu a régulièrement donné des cheveux blancs à ses employeurs. Mon Dieu, s'ils savaient ! Quand Mme Papy a besoin de se détendre, elle fait du repassage pour se vider la tête. Elle est drôle, d'une honnêteté, d'une loyauté hors du commun et elle adore ses enfants. Souvent, elle dépose des documents dans la boîte aux lettres de mon immeuble. Après sa livraison, elle m'appelle : « Bonjour, Uber Eats Docs vient de passer. À bientôt ! » Elle aurait eu honte de n'avoir rien fait. C'est une fonceuse, bravache, sans peur. Sous ses colliers de perles et ses carrés Hermès, elle est profondément punk.

À l'Agence, la psychose concernant les fuites était totale. Une source m'avait même rapporté une rumeur abracadabrantesque circulant dans les couloirs. Un samedi, après un papier sur les dessous d'un énième dysfonctionnement interne, une entreprise serait venue vérifier si *Le Figaro* n'avait pas placé de micros. Je n'y ai jamais cru mais la paranoïa était suffisamment réelle pour permettre à ce genre de fantasme de trouver de l'écho en interne. La réalité était beaucoup plus prosaïque : l'autorité de contrôle déraillait tellement que beaucoup de ses agents parlaient. Beaucoup, y compris chez des directeurs.

On m'avait aussi rapporté un autre épisode truculent : un haut dirigeant entretenait une relation illégitime avec une salariée recrutée par ses bons soins à Saint-Denis. Il était hanté par la trouille de voir ses amours dévoilées par *Le Figaro* et l'avait confié à sa garde rapprochée. Comme si ses exploits extraconjugaux intéressaient le lecteur ! La crainte de révélations d'adultères par la presse ? Plus un problème pour la fine fleur de l'Agence du médicament que la sécurité sanitaire.

6

M. Rungis
AU BOUT DE LA LIGNE 13

Direction Saint-Denis avec le métro parisien et la ligne 13, l'une des plus célèbres de Paris. Pas pour la beauté des stations ni des monuments desservis mais parce que c'est l'une des plus épouvantables. Rames bondées, retards perpétuels. Se rendre à l'Agence du médicament se mérite, *a fortiori* quand on fait le déplacement depuis Brest.

Au moment de sa création en 1993, il y avait moins d'encombrements. Les déplacés des beaux quartiers – le ministère se trouvait auparavant dans le très huppé 7e arrondissement – ont d'abord dû se faire à la faune du métro. Pour nous, les habitués de la Santé, il s'agissait d'un plongeon dans un monde inhabituel. Et notre accoutrement tranchait de beaucoup avec celui des autres passagers. Vêtu d'un costume trois pièces gris avec une petite sacoche de vieux cuir, je me retrouvais là, coincé entre un ouvrier du bâtiment armé de ses godillots de chantier, deux ou trois bambins accrochés à leur mère dont le cabas prenait plusieurs places et une gamine hyper-maquillée, en fin d'adolescence, mâchant brutalement une gomme.

L'Agence était loin, quatorze stations après l'arrêt « Montparnasse ».

Tout commençait pour moi par une sorte de pèlerinage avec Duroc ou Saint-François-Xavier, l'ancien chemin du ministère, un territoire connu et rassurant. Puis, le métro s'engouffrait dans une zone traîtresse aux noms très chics et historiques, Champs-Élysées-Clemenceau ou Varenne, certes sans « s » mais, pour un monarchiste comme moi, il sonne toujours comme un désastre. Plus tard arrive une série de stations dont on ne retient même pas les noms. À part Guy-Môquet, moment d'histoire et de souvenirs de famille. À partir de la fin des années 1990, je travaillais presque tous les jours à l'Agence, je prenais la ligne 12 jusqu'à Saint-Lazare puis la 13. Je passais par Trinité-d'Estienne-d'Orves et Guy-Môquet, le nom de deux grands résistants, le royaliste et le communiste, l'universalisme du devoir. Une petite injection de rappel quotidienne pour stimuler mon sens de l'honneur et l'impérieuse nécessité de résister. Ces piqûres m'ont été très utiles dans les moments sombres de l'affaire du Mediator.

Et, enfin, le Carrefour Pleyel. En sortant du métro, sur la droite, on distingue une grande tour ; plus loin, un pont autoroutier, le tout dans un quartier sans intérêt, sinistre succession d'immeubles en briques rouges sales aux petites fenêtres. L'Agence est un peu plus loin. Pour la rejoindre, il faut marcher dans un environnement parfois douteux. À plusieurs reprises, des participants à des réunions se sont même fait agresser. Un jour où, dans un moment d'inconscience, j'ai sorti mon portable pour répondre à un appel, j'ai reçu un coup violent derrière la nuque, et on m'a m'emprunté définitivement mon appareil.

Bâtiment moderne, le gendarme du médicament trône sans envergure dans un *no man's land* autour de la tour Pleyel. Cinq ans après son inauguration, en 1998, comme il avait fallu regrouper les vigilances et les produits de santé, l'Agence du médicament disparaissait, l'Afssaps était créée. Elle devait être agrandie en face, sur le terrain vague. On nous avait promis un ou une ministre de la Santé pour venir poser la première pierre. Pauvre pierre, elle est restée seule bien longtemps après cette fameuse inauguration ! Finalement, le terrain vague a abrité une résidence étudiante et une école. Le provisoire a duré et nous sommes toujours au même endroit, trente ans plus tard. En 2020, sa voisine, la tour Pleyel a complètement été désossée, squelette rouillé de 129 mètres de hauteur. Elle doit notamment servir de complexe immobilier et d'hôtel chic pour les Jeux olympiques.

Voilà le 143-147, boulevard Anatole-France, à Saint-Denis. Souvent, devant l'entrée, stationnent une dizaine de personnes à la tenue très bon chic bon genre, en petit groupe soudé. Elles ne se mélangent pas aux autres, d'ailleurs, personne ne les salue. Elles parlent entre elles, rangées comme des soldats de plomb, alignés. Ces extraterrestres travaillent pour l'industrie pharmaceutique, ils sont venus pour un rendez-vous. Ils sont reconnaissables entre mille ; à les regarder, on sent la négociation difficile, le compromis, l'arrangement, et parfois, l'échec. S'il n'y avait pas des enjeux de santé publique, d'accès aux médicaments pour tous les malades, sans oublier des milliards pour l'économie, ce serait presque drôle. Ma position a toujours été que l'on ne devrait pas faire de profit avec les produits de santé comme avec l'eau et l'oxygène.

On franchit l'entrée. Comme cela a changé depuis toutes ces années ! Au début, on pouvait rentrer facilement. Mais, après plusieurs tentatives de pénétration violente de contestataires, notamment pendant l'examen de traitements antisida, il a fallu montrer patte blanche pour poursuivre son chemin. On accède ensuite à un espace conduisant à la grande salle de réunion, pas un amphithéâtre mais une pièce où étaient disposées des tables et des chaises aussi luxueuses et confortables que celles des salles de travaux dirigés d'une université démunie. Je ne sais combien d'heures de ma vie se sont écoulées ici, à assister, quelquefois même à présider. C'était le lieu où se tenaient les grandes commissions, celles de l'Autorisation de mise sur le marché (l'AMM) mais aussi la pharmacovigilance, et divers groupes de travail comme celui sur les médicaments dits stupéfiants et dont les nombreux participants requéraient un espace important. Parfois, les réunions avaient même lieu dans des salles exiguës, sans fenêtre. Cela a heureusement évolué depuis peu. Adieu le style fac. Vive le design. Il a été décidé de faire moderne, et, pour ne pas trop dépayser les industriels se rendant à l'Agence, on a copié l'accueil de toutes les sociétés, de toutes les structures officiant dans le challenge de l'économie : un de ces clean desks à la mode où les personnes extérieures viennent retirer leur badge en échange d'une pièce d'identité. À l'Afssaps devenue ANSM, le niveau d'expertise et de réactivité n'est pas élevé, contrairement à celui de l'industrie pharmaceutique. Ne pas avoir de vraie stratégie ni de sentiment d'urgence, en d'autres termes être très amateur pour des enjeux aussi fondamentaux que la sécurité des médicaments, n'est pas important mais tout doit être fait avec style. On peut être nul mais il faut être chic, alors on remplace la performance par l'apparence.

Une chose cependant n'a pas changé au fil du temps. Au fond de l'accueil à droite de l'entrée trône toujours la porte vitrée. Elle s'ouvre uniquement avec un badge que possèdent les seuls salariés. Avoir ce sésame vous positionne parmi l'aristocratie des experts. Vous appartenez à l'élite disposant ses petites affaires dans un bureau plus ou moins collectif de la maison. Pendant des années jusqu'à ce que je devienne président de la Commission de pharmacovigilance en 1998, j'ai regardé « la porte », sans avoir la possibilité de la franchir, à moins d'y avoir été invité et accompagné car on vient toujours chercher les experts ordinaires à l'accueil.

Ce bâtiment principal où se trouve la grande salle était aussi celui des départements de prestige : la direction générale bien sûr, un étage, celui de l'évaluation, les services de l'autorisation de mise sur le marché et les unités spéciales pour chaque famille de grands médicaments : la cardiologie tout au sommet de la hiérarchie thérapeutique, la cancérologie, quelques autres, l'hormonologie mais aussi la pharmacovigilance. Enfin, la pharmacovigilance était « presque » dans le bâtiment principal. En réalité, c'était une petite structure, une construction annexe, au rez-de-chaussée. Après la barrière de la porte vitrée, les ascenseurs permettaient d'accéder au nirvana, aux étages importants et aux grands services tandis qu'à gauche, un petit couloir et quelques escaliers menaient à la pharmacovigilance. Un esprit malin aurait pu y voir une similitude avec la façon d'apprécier la sécurité des médicaments : dans la gestuelle baroque, tout ce qui est à gauche, en bas, correspond aux enfers. Pour les dirigeants de l'Agence, la pharmacovigilance est obligatoire – à défaut d'être utile –, mais elle doit absolument rester à sa place, c'est-à-dire ne pas passer son temps à perturber le bon déroulement de ce qui est important. En résumé, les pharmacovigilants, faites votre travail de surveillance des effets secondaires, amusez-vous mais laissez les grandes personnes s'occuper des vrais enjeux : développement, commercialisation, rentabilisation.

Car au-delà de l'architecture des bureaux et des unités, il s'agit d'une société fermée, régie par un système de castes dont les différents niveaux font penser à l'école. Tout commence à la maternelle, avec les experts, appelés avec une petite touche de mépris « externes ». En petite section, on trouve les experts de base des groupes de travail et commissions, nommés par circonstances car membres de syndicats ou d'organisations comme les académies de médecine ou de pharmacie. Puis, plus tard dans la carrière, certains réussissent à passer la « porte ». Certes accompagnés, mais quand même ! C'est la moyenne section. Au sommet de cette population, la section des grands. Puis viennent l'école primaire et le lycée, réservés aux évaluateurs, aux responsables de services, les salariés de l'Agence. Tout au sommet de la hiérarchie des acteurs de terrain, on pourrait dire la faculté, il y a ceux dont le privilège est d'être en communication directe avec le cabinet du ministre, les chefs d'unité. Certains sont remarquables mais j'ai parfois entendu dans la bouche des plus prétentieux cette phrase : « Cet après-midi je ne peux pas, je vais au ministère », ou encore : « Tu peux me laisser, le cabinet du ministre m'appelle. » Traduction : « Dégage, tu n'es pas de la bande, moi je parle à des gens importants. »

Comment est choisi tout ce petit monde ? Aux débuts de l'Agence, le système de recrutement des experts externes pour les commissions se faisait principalement par cooptation. Pour la forme, il fallait certes parfois écrire une lettre mais seulement *a posteriori*, après avoir été sollicité. Bien sûr les compétences comptaient mais le choix se faisait au gré des impératifs de satisfaction que devaient donner les autorités aux divers groupes de pression comme les syndicats médicaux, le respect de l'équilibre – et de la rivalité entre médecins et pharmaciens –, sans oublier les libéraux, et la guéguerre province-Paris, autrement dit entre les ploucs et les savants. Dans cette règle du jeu, il y avait aussi des « obligatoires », les institutions telles l'Assurance maladie, l'Institut du cancer et les représentants du ministère *via* la Direction générale de la santé. Et pendant longtemps, il y avait même un représentant du syndicat de l'industrie pharmaceutique. Il siégeait à la Commission nationale de pharmacovigilance avec un droit de vote au même titre que les autres membres, avant l'arrivée des représentants des patients après l'affaire du Mediator. Durant des années, la représentante du syndicat a été le Dr Chrystel Jouhan-Flahault, épouse du Dr Antoine Flahault, ancien chef de service à Tenon, aujourd'hui en poste à Genève. Comme en politique, élaborer une commission, ce n'est pas choisir mais trouver l'équilibre. Les groupes de travail étant beaucoup moins prestigieux que les commissions, en particulier l'autorisation de mise sur le marché. La rivalité était donc moindre pour y participer.

Ce micro-univers était et sera toujours une société d'apartheid construite sur le modèle des hôpitaux : on appartient à un clan ayant sa propre hiérarchie. On ne peut pas, on ne doit pas sortir de sa catégorie : médecins, pharmaciens, infirmières, aides-soignantes, autres professionnels de santé, administratifs et quelques invisibles ouvriers et techniciens. Certes, dans ce genre d'organisation, pour faire plaisir et stimuler chacune des parties, on distribue bien de temps en temps quelques promotions, mais l'essentiel est de rester dans sa classe. Ne nous mélangeons pas. Et, à l'Agence, la mise en place de formations pour évoluer entre les groupes est toujours demeurée un vœu pieux.

Les choses vraiment sérieuses commencent par les évaluateurs divisés en deux mondes, médecins et pharmaciens, les plus nombreux. Ici, on est purement dans du théorique. Sans malade en face de soi, difficile d'expliquer aux pharmaciens que le médicament n'est pas leur truc. Ils ont donc la mainmise sur les cadres de Saint-Denis. Or les laboratoires savent bien, qu'*in fine*, ce sont les médecins les prescripteurs et ils choisissent leur camp. Quant aux pharmaciens hospitaliers, ils sont particulièrement choyés car ils disposent d'un pouvoir énorme : ils sélectionnent et commandent les molécules pour tout leur hôpital. Désormais, il y a des appels d'offres, avec des achats en réseau.

Dans ce monde très particulier, les nominations des grands chefs comme la direction générale et ses proches se font sous l'œil très attentif du ministère si ce n'est celui du président de la République. Ces choix étant très politiques, il ne s'agirait pas de plaisanter ! Avant le Mediator, trois des quatre directeurs ont été des hauts fonctionnaires. Philippe Duneton, ancien conseiller du cabinet Kouchner et patron de l'Agence de 1999 à 2004, est médecin mais sa carrière fut essentiellement administrative, comme celle des directeurs médecins à l'origine, nommés depuis. Aujourd'hui, Duneton dirige Unitaid, une organisation internationale d'achats de médicaments. Le Pr Dominique Maraninchi fait figure d'exception. Dépêché par Xavier Bertrand pour refondre l'établissement après l'affaire du Mediator il a, en réalité, tué l'expertise. Il a transformé la science et son interprétation en un système normatif et purement administratif. Ensuite, il s'est perdu dans l'administration en créant une usine à gaz (« une organisation matricielle complexe », selon les mots de la Cour des comptes en 2019). Il fut, avant de venir à Saint-Denis, un cancérologue actif. Tous nos autres directeurs sont « des médecins de papier », expression non péjorative pour qualifier les confrères passant leur vie à ne voir les malades qu'au travers des dossiers.

Pour être digne de devenir directeur général de l'Agence française du médicament, l'important est d'avoir un regard neuf. En langage politico-administratif, c'est un terme séduisant pour signifier incompétent. Pas au sens de stupide et ignorant, non, « avoir un regard neuf » veut dire ne pas avoir eu besoin d'un long apprentissage pour maîtriser un savoir. Le fait d'être totalement extérieur au domaine dont on assure la direction est une notion étrange ; le seul avantage indéniable réside, dans une société de castes, dans le fait d'assurer une certaine neutralité. La meilleure façon d'avoir un chef dans un système très cloisonné et néanmoins accepté par tout le monde est de nommer un directeur étranger au problème. De même que la guerre est trop importante pour être confiée à des militaires, le médicament est trop stratégique pour être géré par des médecins et des pharmaciens.

À Saint-Denis, dans cette petite cour de Versailles, je n'ai jamais dépassé la maternelle. J'ai toujours refusé de devenir expert interne pour garder la liberté que m'octroyait mon poste universitaire. À deux reprises, j'ai échoué à rentrer dans le monde des princes, à la tête de grandes directions. Pendant des années, j'ai régulièrement fréquenté les milieux sélects où se jouait la distribution des postes. Nous étions invités par des associations, notamment celle des cadres de l'industrie pharmaceutique. Jusqu'à l'affaire du Mediator, ils régalaient, le soir, les experts de l'Agence et du ministère au Pré Catelan, célèbre restaurant trois étoiles du bois de Boulogne, privatisé pour l'occasion. Je me souviens d'une débauche de luxe incroyable, de buffets invraisemblables avec des grandes statues sculptées dans la glace en guise d'ornements. Je n'ai jamais vu de tels festins. Le ministre ou le directeur de cabinet pouvaient même venir. Chez Ledoyen, autre fameux restaurant du bas des Champs-Élysées, là encore trois étoiles au Michelin, c'était encore plus chic. Des personnalités scientifiques et médiatiques étaient toujours présentes comme le professeur de gynécologie et « père » français du premier bébé-éprouvette, René Frydman. Les dîners étaient organisés par une association spécialisée dans les rencontres avec les sachants et les industriels. Chez Ledoyen, pas de buffet, les places étaient numérotées en fonction de l'importance sociale des convives. Un midi, j'ai déjeuné à la table numéro deux, j'étais devenu quelqu'un d'important.

Puis, après avoir aidé Irène Frachon à faire interdire le Mediator, je n'ai plus jamais été invité. J'étais puni.

7

DÉFÉRENCE, MENSONGES ET PRESSIONS

« Ouh là, on ne parle pas comme ça à l'Agence du médicament, tu sais. » Je m'en suis vite rendu compte : l'obséquiosité était de mise dans la presse en France pour s'adresser à l'organisme chargé de la sécurité du médicament.

Nous sommes en juillet 2010. Je viens de passer plusieurs années au service « économie » du *Figaro* et, pour moi, cette institution est une parfaite inconnue. Je la contacte donc pour la première fois cet été-là et, déjà, pour un antidiabétique. L'Avandia est commercialisé par le laboratoire britannique GlaxoSmithKline depuis 1999 aux États-Unis et 2002 en France. Je suis intéressée par les effets secondaires observés outre-Atlantique par l'organisme de contrôle, la Food and Drug Administration (FDA) : selon elle, l'Avandia augmenterait les risques cardiaques avec une surmortalité par infarctus et accident vasculaire cérébral. Or, chez les diabétiques, on cherche justement à réduire ces risques. Un comité d'experts de la FDA vient de donner deux options aux autorités sanitaires américaines : renforcer les conditions de prescription ou retirer la molécule du marché. Ces inquiétudes s'ajoutent à une publication, deux semaines plus tôt dans le prestigieux *Journal of American Medical Association* (les initiés disent *Jama*) : des risques cardiaques et cérébraux beaucoup plus importants avec l'Avandia par rapport à d'autres antidiabétiques. Dans ce contexte, l'autorité de contrôle européenne doit statuer la semaine suivante sur le sort réservé au produit de GlaxoSmithKline. *Quid* de la France et de ses 210 000 patients prenant ce traitement ?

Mon nouveau service, « sciences-médecine » programme un article sur le sujet pour le journal du lendemain. J'appelle logiquement l'Agence du médicament afin de l'interroger sur la position de la France concernant Avandia. C'est le matin et je demande une réponse pour 17 heures au plus tard, compte tenu de notre bouclage. En attendant, j'écris le papier avec les données américaines et les points de vue de médecins français.

À 15 heures, pas de nouvelles. Je relance plusieurs fois.

À 17 heures, toujours rien. Les chefs s'impatientent. L'article est fini, nous attendons la position de l'Agence française du médicament. Je deviens très pressante. Toujours rien.

19 h 45. Le téléphone sonne. C'est Anne Castot, alors cheffe du service de la gestion des risques et de l'information sur les médicaments. Nous guettons son appel depuis plusieurs heures et elle a cette phrase : « J'ai du travail, moi. » Je lui fais une remarque : il consiste notamment à répondre aux questions de santé publique, surtout quand l'avenir d'un médicament consommé par un nombre important de Français est pointé du doigt en raison de ses effets secondaires graves. Elle me l'assure : seuls « quelques rares cas de pharmacovigilance » (*sic*) ont été signalés en France, qui choisit

donc l'attentisme. Or un pays peut parfaitement décider de suspendre momentanément un produit, surtout s'il existe des alternatives à ce traitement. Dans le cas de l'Avandia, l'autorisation de mise sur le marché étant européenne, la France ne peut l'interdire *stricto sensu* mais elle a le pouvoir de réduire considérablement sa prescription.

Ce jour de juillet 2010 est resté gravé dans ma mémoire. Tout d'abord car une responsable du gendarme du médicament me signifie nous faire l'immense honneur de répondre à des questions de santé publique, ensuite parce qu'elle explique sans sourciller que seuls quelques cas ont été observés. Je n'ai pas non plus oublié les commentaires dans la rédaction après cet appel. « Enfin, on ne parle pas de cette façon à l'Agence du médicament ! » me dira une cheffe de service rompue aux relations avec eux. Dans la remontrance affleurait toute la déférence due à ces experts. Il ne fallait pas leur poser de questions gênantes alors que, pour moi, elles étaient légitimes et même assez simples. Il ne fallait pas leur rappeler l'heure du bouclage même s'ils téléphonaient trois heures plus tard. Il ne fallait pas.

Deux mois et demi plus tard, l'Agence européenne demandait la suspension de l'Avandia en raison de ses effets indésirables. Le 3 novembre 2010, le produit serait définitivement retiré du marché européen.

Trois mois après cet appel téléphonique, le 13 octobre 2010, je boucle l'article sur le nombre de morts causés en France par le Mediator, l'antidiabétique de Servier. Ce mercredi semble interminable pour vérifier, une dernière fois, la véracité de l'information. Le plongeon est périlleux. *Le Figaro* s'apprête à faire une révélation fracassante : un médicament produit par un laboratoire français, très consommé par nos concitoyens, est accusé d'avoir tué des patients. Or nous n'avons pas en notre possession ladite étude. En revanche, sans se connaître ni en avoir jamais parlé entre elles, trois sources m'en ont détaillé le contenu. Aucune n'accepte d'être citée.

Pendant trois semaines, j'ai cherché les résultats de cette étude confidentielle et l'épilogue approche enfin avec le pressentiment qu'une partie importante est en train de se jouer. Le mercredi 13 octobre à 19 h 27, l'article est publié sur le site Internet du *Figaro*.

Et si demain les choses tournaient mal ? Et si j'étais virée ? Alors, comme on fait un grand ménage pour se calmer les nerfs, je mets en ordre toutes mes affaires. La place est nette, impeccable et il fait nuit boulevard Haussmann. Je veux écouter les informations de 20 heures et je prends un taxi. Je demande au chauffeur d'allumer France Info. Jingle. France Info l'annonce : un décompte confidentiel de la Cnam dévoilé par *Le Figaro* chiffre entre 500 et 1 000 le nombre de morts causés par le Mediator. La grenade est lancée.

Le lendemain matin, les ennuis commencent. Les démentis se succèdent. Servier bien sûr, mais aussi l'Agence du médicament et l'Assurance maladie. Malgré certaines nuances homéopathiques, le message est le même : *Le Figaro* a ses vapeurs. L'AFP publie une dépêche pour expliquer les contestations du laboratoire : « Les chiffres avancés par Irène Frachon et repris par *Le Figaro* résultent d'un travail d'étudiant, sous la direction de Mme Frachon. Les chiffres sont, comme l'écrit l'étudiant, une extrapolation, donc scientifiquement contestables. » La machine à noyer le poisson dans son aquarium se met en place avec le secret espoir de voir la presse avaler la daphnie. La manip de Servier : au lieu de réagir à l'étude confidentielle de l'Assurance maladie dont parle *Le Figaro*, le labo commente la thèse d'une doctorante en pharmacie, Flore Michelet, avec l'espoir de voir les journalistes gober la confusion. Quelques mois plus tôt, la thésarde avait évalué à 500 le nombre de morts causé par le Mediator. Le Dr Frachon (Servier utilise volontairement « étudiant » pour thésard et « Mme » pour Dr) avait repris cette estimation tout comme le député socialiste Gérard Bapt, dans sa tribune du *Monde*, fin août. Or l'étude de l'Assurance maladie n'a évidemment rien à voir avec la thèse de Flore Michelet même si toutes deux aboutissent aux mêmes résultats. La communication de Servier n'hésite pas à qualifier de « n'importe quoi » (*sic*) l'article et les estimations publiés dans *Le Figaro*.

Mais la stratégie du démenti paie toujours. Et le matin du 14 octobre, France Info décommande, *in extremis*, Irène Frachon pourtant initialement invitée pour commenter le chiffre des 500 morts. La radio dira même : « Une étude existe bien, mais elle n'indique aucun nombre de décès. » Sans pour autant avoir vu l'étude en question. Autrement dit, la parole de l'Agence et d'une firme pharmaceutique est vraie, nécessairement vraie, et la nôtre ne l'est pas. France Info reprendra à son compte les mensonges de Servier et des autorités sanitaires.

Il est 11 h 30 au *Figaro* ce 14 octobre 2010. Face à l'avalanche de contre-feux, je monte au deuxième étage dans le bureau d'Étienne Mougeotte, à l'époque directeur de la rédaction. Il a, bien sûr, vu tous les communiqués. Je le lui dis, je maintiens : il existe une étude confidentielle à l'Assurance maladie et nos informations sont bonnes. Réponse : « Je te fais confiance. »

Ensuite, je téléphone à l'Agence du médicament. Au bout du fil, Fabienne Bartoli, ancienne conseillère au ministère de la Santé, alors adjointe au directeur général de l'Afssaps[1]. Elle est très remontée et me mène en bateau avec aplomb. Jamais l'Afssaps n'a reçu d'étude de l'assurance maladie, m'assure-t-elle. Mais alors jamais ! Nous tournons autour du pot un petit moment puis, je lui dis : « Vous avez pourtant reçu, le 28 septembre, ce fameux rapport commandé par vos propres services. Soit depuis une bonne dizaine de jours. » Je tente l'humour : peut-être sert-il à caler un bureau ? Blanc au bout du fil. La numéro deux de l'Agence tout à l'heure si sûre d'elle et méprisante ne dit plus un mot. Puis, soudain :

– Effectivement, nous avons reçu une étude de la Cnam mais...

– Vous confirmez désormais officiellement l'existence de cette étude, existence que vous avez niée auprès de l'AFP ce matin et à l'instant encore, il y a quelques minutes au téléphone ?

– Oui mais...

– Mais ?

– Mais nous voulions la finaliser avant de la rendre publique, elle n'est pas complète...

– Pourquoi l'Agence française du médicament voudrait-elle donc finaliser une étude qu'elle n'a pas faite et qu'elle a commandée à l'Assurance maladie ?

– Nous voulons vérifier les chiffres...

Notre conversation se termine, je retourne voir Mougeotte.

Le lendemain, le 15 octobre 2010, *Le Figaro* publie un nouvel article avec des extraits de la discussion téléphonique : contrairement au démenti de l'Agence le matin, Fabienne Bartoli a admis l'existence d'une étude sur la

1. Contactée, Fabienne Bartoli nous a répondu le 15 juillet 2022 (*via* la direction de la communication de la HAS où elle est directrice générale depuis mars 2022) : « Je n'avais pas connaissance de l'étude de la Cnam quand vous m'avez appelée le 14 octobre 2010. »

mortalité imputable au Mediator, écrivons-nous. Elle a ajouté : attendre des « informations supplémentaires » pour la rendre publique. Après ces deux articles, j'ai une obsession. Nous l'avons dit à nos lecteurs : un médicament est accusé d'avoir tué ; comment pouvons-nous désormais ne pas encourager ses consommateurs à consulter ? Je propose un article mais la cheffe du service « sciences-médecine » m'oppose un non catégorique. Ce n'est pas à nous de dire aux patients d'aller voir un médecin, se justifie-t-elle.

Les jours passent et j'en suis de plus en plus convaincue, ne pas le faire est une faute. Alors je pars à la recherche du Dr Georges Chiche, un cardiologue marseillais, le premier à avoir fait, en 1999, un signalement des effets indésirables cardiaques du Mediator. Parti en vacances, il est injoignable. Sa secrétaire parvient à le loger à la montagne. Il me rappelle. Personne, me dit-il, ne lui a plus jamais parlé de ce médicament depuis 1999. Il plonge dans ses souvenirs. Sa mémoire est intacte. Véritable puits de science et personnage haut en couleur, il me raconte : un patient est venu le consulter et Chiche lui a diagnostiqué une valvulopathie imputée au Mediator. En raison de sa proximité chimique avec l'Isoméride et le Pondéral, deux coupe-faim de Servier retirés du marché en 1997 à cause de leurs effets secondaires, il a immédiatement établi le lien entre les trois. Sa déclaration très circonstanciée a été adressée au centre de pharmacovigilance de Marseille puis transmise à Paris, à l'Afssaps, rebaptisée pour l'occasion par Chiche, « Agence française servant à sauver les anorexigènes pour Servier ».

Mais le laboratoire n'apprécie pas. Peu de temps après, un visiteur médical de Servier vient le trouver sur le parking de l'hôpital et lui demande « avec vigueur » de retirer son signalement. Le cardiologue des quartiers nord est fort en gueule et pas du genre à se laisser impressionner, la requête le laisse de marbre. Peu de temps après, rebelote. Au bout du fil, Roger Luccioni, adjoint au maire de Marseille, professeur de cardiologie. Il lui intime l'ordre de retirer sa déclaration. Là encore, peine perdue.

L'enquête judiciaire le montrera par la suite, le Pr Luccioni faisait des études cliniques pour Servier, il était ami de l'ex-numéro deux de la firme, Jean-Philippe Seta et aussi « très intime », selon les mots de Jacques Servier, avec Laurent Perret, le responsable recherche du laboratoire. Dans sa clinique, Luccioni a également soigné le père de Claude, le gardien de la résidence secondaire de Jacques Servier à Sainte-Maxime sur la Côte d'Azur.

Au *Figaro*, la cheffe de service ne veut toujours pas entendre parler de l'article. Mais elle a une bonne idée, partir pour les vacances de la Toussaint. Je vois là une fenêtre de tir, peu orthodoxe certes, mais efficace. Le 28 octobre 2010, le quotidien sort un papier intitulé : « Les patients ayant pris du Mediator doivent consulter » avec les bons conseils du Dr Chiche. À son retour, la cheffe fera part de son mécontentement. Trois semaines plus tard, le mardi 16 novembre 2010, le tout nouveau ministre de la Santé Xavier Bertrand organise une conférence de presse. Et il fait cette annonce : entre 1976 et 2009, le Mediator a fait plus de 500 morts en France et plus de 3 500 personnes ont dû être hospitalisées pour des lésions des valves cardiaques. Il invite les patients en ayant consommé à consulter un médecin. Les lecteurs du *Figaro*, eux, connaissaient déjà ces chiffres.

Roger Luccioni est mort en avril 2008 et une rue porte désormais son nom à Marseille. Anne Castot a quitté l'Afssaps à l'été 2011, elle a officié ensuite à l'Agence régionale de santé où elle était chargée de la coordination des vigilances avant de partir à la retraite. Enfin, Fabienne Bartoli, auteure du mensonge au *Figaro* à propos de l'existence de l'étude de la Cnam, est partie en juin 2011. Entre-temps, a-t-elle assuré, son institution n'a pas pu agir plus vite « au vu des éléments mis à [s]a disposition avant l'automne 2009 ». Le retrait du marché aurait dû intervenir en 1999 concluent pourtant l'Igas (Inspection générale des affaires sociales) et l'instruction judiciaire. Tout cela n'a pas empêché Fabienne Bartoli de faire une belle carrière : après avoir dirigé le cabinet de Chantal Jouanno, ministre des Sports, elle a été la représentante permanente de la France aux Nations unies à New York de 2012 à 2017. Puis elle est retournée à son corps d'origine, l'Inspection générale des affaires sociales. Enfin, en mars dernier, elle a été nommée directrice générale de la Haute Autorité de santé (HAS), l'autorité publique chargée de l'évaluation médicale et économique des produits de santé en vue de leur admission au remboursement par la Sécurité sociale.

Le tsunami du Mediator allait-il révolutionner les pratiques de communication de l'Agence ? Pas vraiment. Le culte du secret, la protection des laboratoires au détriment des patients ont perduré comme si rien, ou presque, ne s'était passé ainsi qu'en atteste un autre drame, l'essai clinique mortel de Rennes.

En 2016, pour le compte d'un laboratoire pharmaceutique portugais, Bial, une molécule destinée au système nerveux central a été testée dans un laboratoire de la région rennaise, Biotrial. Et, le 17 janvier 2016, un volontaire de 49 ans, Guillaume Molinet décédait des suites d'un AVC. D'autres participants ont dû être hospitalisés et restaient lourdement handicapés. Molinet a été transporté aux urgences dans un état très grave et les autres cobayes ont quand même poursuivi l'essai sans être prévenus. Une pratique contraire à toutes les règles. Le directeur de Biotrial, François Peaucelle, expliquait ainsi la décision du laboratoire : « Le volontaire hospitalisé le dimanche 10 janvier présentait ce jour-là des symptômes qui n'alarment pas dans la vie quotidienne, notamment des maux de tête. Mais nous l'avons envoyé aux urgences vers 20 heures pour des explorations complémentaires, à titre de précaution. Le lendemain, nous administrons le médicament testé aux autres volontaires alors que nous attendions son retour à Biotrial. Puis, en fin de matinée, on apprend qu'il a fait un AVC, ce qui nous semble assez déconnecté de l'essai clinique. Mais, par mesure de précaution, nous suspendons l'administration du produit, lundi en fin d'après-midi. L'étude a été officiellement arrêtée auprès de l'Agence [ANSM] par le laboratoire Bial, dont c'est la responsabilité, le jeudi. Le mercredi 13 janvier, nous prévenons l'ANSM de manière informelle, puis, le jeudi, nous lui signifions officiellement l'accident. Mais le lundi, nous n'avions aucune raison de la prévenir car le diagnostic d'AVC était éloigné de l'étude menée et nous avions cessé l'administration du produit. Nous n'avons fait le lien avec l'essai clinique que lorsque d'autres volontaires ont eu, eux aussi, des troubles, le mercredi matin[1]. » Outre les entreprises impliquées dans ce désastre, l'Agence du médicament était pointée du doigt. Dans un premier temps, arguant du secret industriel, elle a catégoriquement refusé de rendre public le protocole. Or les laboratoires réalisant à l'époque des essais dans le monde sur des molécules du même type voulaient impérativement savoir si le produit incriminé ressemblait à celles qu'ils étaient eux-mêmes en train de tester, avec une question légitime : devons-nous suspendre nos investigations en cours pour protéger nos volontaires ?

1. Anne Jouan, « Essai clinique mortel : "Nous n'avons pas identifié de faute" », *Le Figaro*, 29 janvier 2016.

Cyrille Vanlerberghe, le nouveau chef du service « sciences » et son adjointe Marielle Court m'ont chargée de dénicher ce fichu protocole. Et, le 21 janvier 2016, *Le Figaro* mettait en ligne le fameux document, 96 pages en anglais, dans un vocable hautement technique. Il a été téléchargé sur le site Internet du journal par des lecteurs du monde entier et par les sociétés savantes américaines et anglaises. Plusieurs mois plus tard, des publications scientifiques internationales ont mentionné le quotidien français comme source du protocole. Ces articles critiquaient l'ANSM non seulement pour avoir refusé de le rendre public mais aussi pour avoir autorisé, selon le jargon en vigueur, une escalade de dose contestable. Pour la première fois en Europe, depuis dix ans (en 2006, l'Angleterre connaissait un drame lors d'un essai avec six volontaires sains ayant développé une réaction inflammatoire généralisée, avec atteinte pulmonaire) et la mise en place d'une réglementation stricte visant à protéger les volontaires se prêtant à tester des médicaments, un cobaye trouvait la mort au cours d'un essai. Afin de se dédouaner de tous ses manquements dans cette triste affaire, l'Agence française du médicament a mis en place un groupe d'experts. Et ces derniers ont – comme c'est étonnant ! – blanchi l'institution. Sur les douze sachants présentés comme « indépendants », au moins sept avaient des liens financiers avec l'institution. Verts de colère de voir *Le Figaro* oser mettre en doute leur probité, ils ont passé au journal des appels rageurs pour ne pas dire menaçants. Certains des chantres autoproclamés de la pharmacologie et de la pharmacovigilance française étaient plus préoccupés par leur carrière et leur succession endogame que par la santé publique. Mais il ne fallait pas le dire.

Ces « indépendants » n'étaient pas les seuls à minimiser le rôle des pouvoirs publics. L'Igas missionnée par la ministre de la Santé, Marisol Touraine, a, elle aussi, abondé : l'établissement public s'en sortait très bien. Cette enquête administrative avait été menée par Gilles Duhamel, ancien directeur des études de l'institution dans les années 1990. Or Duhamel, autrement dit le chef de cette mission Igas, connaissait très bien et depuis longtemps Dominique Martin, le directeur général de l'Agence, ayant soigneusement gardé secret le protocole de Bial. Leur rencontre remontait à leur présence au cabinet de la secrétaire d'État à la Santé Dominique Gillot, au début des années 2000 : le premier comme directeur de cabinet, le second comme conseiller technique. À Saint-Denis, des membres du conseil d'administration avaient eux aussi pointé le lien entre l'inspecteur et l'inspecté. En vain[1].

Mais ce n'est pas tout. L'Agence avait également sanctionné une salariée pour avoir osé la critiquer, ce que l'un de nos articles rapportait. Le lendemain du décès du volontaire, le 18 janvier 2016, la directrice de l'évaluation, Cécile Delval, a procédé à une enquête interne, un document non rendu public mais dévoilé par *Le Figaro*, accablant pour Biotrial, mais aussi pour les autorités. Car il pointait, entre autres, des lésions observées chez le chien, la souris, le rat et le singe avant le passage aux tests humains. Des singes et des chiens étaient morts, d'autres avaient survécu mais avec des séquelles neurologiques et pulmonaires dont on sait qu'elles peuvent être d'origine neurologique.

Après ces révélations, Dominique Martin a dénoncé dans un mail à ses 1 000 collaborateurs le seul « objectif évident » de la presse, celui de « déstabiliser l'institution ». Fermez le ban. Dans les procès-verbaux de l'instruction judiciaire consultés par *Le Figaro*, on découvrira pourtant que le rapport de Cécile Delval, la sanctionnée, avait

1. Contacté, Gilles Duhamel n'a pas répondu à nos questions.

très probablement été caviardé et sa critique édulcorée. Quatre mois après la fuite de son rapport dans le quotidien, cette dernière quittait discrètement le Carrefour Pleyel. Dans cet univers, on ne dit pas les choses, on se soutient, c'est tout. Et ceux qui s'insurgent deviennent des brebis galeuses incitées à partir.

Parfois, quand un article irrite les autorités sanitaires, il arrive de recevoir un appel téléphonique de l'actionnaire du journal.

Le 17 décembre 2015, le Pr Jean-Louis Megnien, cardiologue, se suicide en se jetant du septième étage de son établissement parisien, l'hôpital européen Georges-Pompidou. *Le Figaro* est immédiatement alerté par des collègues du médecin, qui viennent de le découvrir au sol, dans la cour intérieure. Ils sont traumatisés, certains pleurent au téléphone, le choc est inouï. Nous écrivons toute une série d'articles sur la souffrance au travail dont s'est régulièrement plaint le professeur, nous racontons comment ses confrères et amis ont, eux aussi, alerté sa hiérarchie. Le 23 décembre 2015, *Le Figaro* publie ainsi la lettre du Pr Bernard Granger, personnalité respectée à l'AP-HP (Assistance publique – Hôpitaux de Paris). Ce professeur de psychiatrie à l'université René-Descartes, également membre de la commission médicale d'établissement, autrement dit l'instance représentative de la communauté médicale, vient d'écrire à son directeur général, Martin Hirsch. Et mon journal en rend compte : « Le Pr Granger explique avoir été "bouleversé" par l'annonce du suicide du Pr Megnien. Il ne faut pas "occulter la façon dont ce collègue a été objectivement maltraité, non seulement par certains de ses pairs, mais aussi par l'administration. Ces médecins et vos subordonnés auront à rendre des comptes. Vous aussi sans doute" », écrit-il à

Martin Hirsch. Pire, le Pr Granger évoque le « message prémonitoire » reçu par le directeur général, envoyé par un chirurgien de l'hôpital Pompidou en novembre 2014 et intitulé « Risque suicidaire ». Un courrier électronique resté sans réponse. D'après ses collègues, le harcèlement dont était victime le Pr Megnien a même perduré.

Mais l'enquête du *Figaro* n'a visiblement pas plu à Martin Hirsch. Ce haut fonctionnaire, très bon gestionnaire de sa propre carrière, à la tête de l'AP-HP de 2013 à juin 2022, est un habitué des cabinets ministériels : il a ainsi dirigé celui de Bernard Kouchner à la Santé. Il est également très proche de Didier Tabuteau, le premier directeur de l'Agence du médicament, lui aussi ancien directeur du cabinet de Kouchner. Pour désigner cette bande soudée, une bonne source, fine connaisseuse du monde de la santé, l'a une fois comparée aux Barbapapa, cette famille de dessin animé capable de prendre toutes les formes. Hirsch y fait toutefois figure d'électron libre, lui qui n'a pas hésité, au grand dam des autres, à rejoindre Nicolas Sarkozy en acceptant un poste de haut-commissaire sous son quinquennat après un passage chez Emmaüs.

Un jour donc, courant 2016, dans les semaines suivant le drame de Pompidou, mon téléphone fixe sonne au journal. C'est Thierry Dassault, l'un des fils de Serge, actionnaire du quotidien. Jamais le propriétaire n'appelle directement un journaliste : pour se plaindre, il passe par la direction. Pas cette fois. Je mets le haut-parleur afin de faire bénéficier mes petits camarades de l'échange. Thierry Dassault le déplore : j'écris des choses « pas très gentilles sur Martin Hirsch », et elles font « beaucoup de peine » (*sic*) à ce dernier. Visiblement, il a sous les yeux tous les articles concernant le suicide du cardiologue et il me pose des questions. Je lui réponds point par point concernant les accusations de son « copain » – par provocation, je l'ai désigné ainsi. J'explique la situation du Pr Megnien, il m'écoute, visiblement ennuyé et, après trois quarts d'heure de discussion, finit par raccrocher. Je file voir le directeur de la rédaction, Alexis Brézet, le successeur d'Étienne Mougeotte :

– Ah, il t'a appelée ? Depuis une semaine j'essaie de l'en dissuader.

– Oui, mais ne t'inquiète pas Alexis, nous faisons un papier demain sur la suite de l'enquête.

Brézet ne bronche pas. Le chef du service « sciences », Cyrille Vanlerberghe, valide tout de suite ma proposition. Et le lendemain de l'appel téléguidé de l'actionnaire pour défendre Martin Hirsch, nous publions un nouvel article sur le suicide du Pr Megnien.

Une semaine plus tard, nouvel appel de Thierry Dassault. Le ton a cette fois radicalement changé. Il me dit s'être renseigné sur l'affaire et, effectivement, avoue-t-il, la situation n'est pas exactement celle qu'on lui a décrite avant son précédent coup de fil. J'ose : « Ce n'est plus votre copain, Martin Hirsch, on dirait ? » Réponse gênée : « Oh, vous savez, il ne l'a jamais été ! »

Le 17 janvier 2017, l'Inspection du travail qualifiait le suicide du Pr Megnien d'« homicide involontaire ». Elle mettait en cause la direction de l'hôpital et saisissait le procureur de la République. Depuis, l'Assistance publique a été mise en examen dans cette affaire en la personne de son directeur général. Un procès pénal est prévu dans quelques mois. Thierry Dassault ne m'a plus jamais rappelée. Quant à Martin Hirsch, après son départ de l'AP-HP, il a rejoint le Conseil d'État où il avait commencé. Il y a retrouvé son ami Tabuteau, vice-président de l'institution créée par Napoléon, dont le rôle est de conseiller le gouvernement.

8

M. Rungis
ABATTU EN VOL

Mon travail d'expert à l'Agence était stressant. Je passais incessamment d'un sujet à un autre du fait de mes fonctions et mes rapports avec la responsable administrativo-scientifique de l'unité étaient souvent conflictuels. Anne Castot avait une capacité de travail incroyable mais, à mes yeux, elle incarnait parfaitement le système de caste des médecins. Praticien hospitalier, elle n'avait aucun avenir à l'hôpital et, logiquement, quand la possibilité d'entrer à Saint-Denis s'était profilée, elle y avait d'autant plus vu une chance inespérée pour sa carrière qu'elle avait un énorme besoin de reconnaissance. Elle ne concevait pas de relation professionnelle sans s'immiscer dans l'intimité, voulait tout savoir des autres. Or, dans le boulot, je ne tolère pas ce genre de rapports personnels. Puis, il faut bien l'avouer, fondamentalement, viscéralement, nous étions opposés. Elle évoluait dans le système. Ne pouvant elle-même avoir d'idées novatrices, elle devait se fondre dans l'existant. Elle était un bon petit soldat et moi, même si je suis un peu monarchiste, je reste un révolutionnaire.

Quand je prends mes fonctions de président de commission en juillet 1998, je décide de changer le jour du comité technique et de la Commission de pharmacovigilance, traditionnellement le vendredi. Je fais le choix de le décaler au jeudi pour une raison très simple : en cas de décision de santé publique comme l'interdiction d'un médicament, il faut donner l'alerte en comité technique ; ensuite convoquer une commission nationale en urgence avant de transmettre à la Commission d'autorisation de mise sur le marché pour une prise de décision. Autrement dit, réunir le comité technique le vendredi faisait perdre une semaine en cas de choix urgent à faire. En découvrant ce changement de jour, Mme Castot me fait une crise pour avoir eu l'outrecuidance de renverser l'ordre établi.

Or j'avais une attirance pour les milieux de la science du danger au joli nom de cyndinique, autrement dit la présentation du risque en matière de sécurité du médicament. Et je voulais absolument transposer cette approche moderne en pharmacovigilance. Mon objectif était de changer le mode de collecte des effets indésirables, de ne pas le limiter à la seule notification spontanée comme on le faisait depuis des années. En résumé, je désirais trouver d'autres méthodes. À l'époque et jusqu'à l'affaire du Mediator, on pourrait même dire encore aujourd'hui, les pharmacovigilants avaient une attitude passive envers les déclarations d'effets secondaires. Il nous était même interdit d'en faire la promotion lorsqu'on sollicitait les médecins et les encourageait à en faire ! Alors on attendait sagement, l'arme au pied, d'avoir une accumulation de problèmes avant de bouger le petit doigt et, éventuellement, de prendre des mesures concernant l'avenir d'un produit. Inutile de le préciser, cette façon de procéder était très bien accueillie par l'industrie pharmaceutique. Quelle aubaine pour elle que cette Agence respectant à la lettre un bon vieux système démodé ! Cet attentisme pouvait durer des années avant le retrait d'une molécule. Car comme on n'en cherchait pas, il n'y avait pas de signal et comme il n'y avait pas de signal, on avait raison de ne rien faire. Autre inconvénient de cette façon de procéder, les signaux observés dans d'autres pays n'étaient pas pris en compte en France sous prétexte de la spécificité de notre médecine, tellement performante qu'elle serait, elle, capable d'éviter les ennuis. Vaste plaisanterie !

Par ailleurs, à côté de ce travail prenant et compliqué, je continuais mon hobby musical. Mon niveau de clavecin me permettait de jouer dans le même concert le cinquième Brandebourgeois et le concerto en *ré* mineur de Bach avec l'Ensemble Matheus. Je dormais quatre heures par nuit, je m'exerçais au clavier très tôt le matin et très tard le soir et je passais parfois dix heures par jour à l'Agence à lire des dossiers, à présider, à assister à d'innombrables réunions.

Un dimanche de la fin avril 1999, je me rends aux Floralies de Nantes. En rentrant dans un pavillon dit exotique, je me sens brutalement très essoufflé mais ce sentiment finit par se dissiper. Quelques jours plus tard, j'assiste à une réunion de pharmacovigilance (on l'appelle alors les « ateliers ») traditionnellement organisée à l'hôtel Normandy de Deauville. À l'époque, l'industrie pharmaceutique est invitée à ces grands-messes et, cela va de soi, règle la note. Dans la salle de la conférence trône un gros bouquet de fleurs. D'un seul coup, j'éprouve beaucoup de difficulté à respirer. Les cardiologues présents me l'assurent : je suis allergique et asthmatique, rien de plus. Je rentre en voiture de Deauville, et passe par Versailles pour raccompagner une collègue. En arrivant sur l'avenue face au château, à nouveau, les difficultés pour respirer reviennent. Mes collègues me le font remarquer, les marronniers sont en fleurs. Je rentre dans mon studio parisien.

Le lendemain, réunion à l'Agence. Elle promet d'être compliquée et je suis très stressé. Comme à son habitude, Mme Castot va annoncer un certain nombre de sujets non inscrits à l'ordre du jour[1]. Elle représente la France en Europe et, source de conflit entre nous, elle nous assène régulièrement un compte rendu très personnel du sujet, sans jamais nous transmettre aucun document. En résumé, elle nous dit ce qu'elle veut concernant la situation des médicaments hors de nos frontières. Or je préside la pharmacovigilance en France, et j'aimerais avoir connaissance, dans le détail, des événements observés à l'étranger. Rien à faire, elle refuse de partager les données. Rien ne l'y oblige en effet, preuve que le système dysfonctionne et ne permet pas une communication fluide des informations. Estimant cette attitude propice à générer des défaillances, je demande au directeur de trancher. Le Pr Jean-Michel Alexandre s'amuse beaucoup de cette rivalité et me laisse me débrouiller. On m'impose donc un *statu quo*, en me faisant aimablement remarquer que je suis juste un expert externe et, en plus, seulement tant que la molécule est en responsabilité française alors que Mme Castot, elle, expertise et gère quand l'Europe est impliquée. Personne, à la commission ou au comité technique, n'est clairement informé de ce qui se passe en Europe sur le front des produits de santé. Devant ce conflit, certains de mes amis me conseillent donc de quitter le navire. Mais ce n'est pas mon style. Je choisis de rester.

1. Contactée par l'auteure, Anne Castot nous a répondu le 25 juillet 2022 : « Je n'ai pas d'éléments à ajouter à ceux qui ont été échangés au cours d'instructions et lors de l'audition publique. »

La journée du 13 mai 1999 promet d'être rude. Le matin, au réveil, je suis pris d'essoufflements et de douleurs dans les cuisses. Comme la situation ne s'arrange pas, je finis par appeler le SAMU de Paris. Le régulateur me fait souffler dans un sac pour éliminer une crise de tétanie et, devant l'absence de résultat, décide de m'envoyer une voiture. Il est un peu compliqué de trouver mon studio alors j'attends le SAMU devant le porche de l'immeuble. En me voyant, les médecins font franchement la gueule. Assez vite, je le perçois, ils sont furieux d'être dérangés par un prétentieux ayant utilisé ses titres pour déplacer la cavalerie. On rentre chez moi, ils me font un électrocardiogramme. Il est normal mais ma situation ne s'arrange pas. Je discute avec le médecin et lui raconte les épisodes précédents, mon stress. Ils n'ont rien trouvé, je vais donc me rendre à ma réunion et consulterai un cardiologue plus tard. « Je ne le sens pas, lâche le réanimateur. On vous emmène à Lariboisière. » Je tente de discuter : ma réunion est vraiment très importante. On bataille. Je finis par me laisser convaincre. Je pars sur mes deux jambes pour monter, seul, dans l'ambulance. Comme le médecin a l'air intéressé, je lui explique mon travail. Nous franchissons les portes de l'hôpital et, à partir de ce moment, je ne me souviens plus de rien. On m'a raconté la suite. En descendant du camion, j'ai fait quelques pas. Avant de m'effondrer.

Je me souviens de mon réveil, sur une table d'opération : j'ai fait un infarctus foudroyant lié à une malformation congénitale dont j'ignorais l'existence. Le bloc étant prêt pour poser à froid un stent à un autre malade, on m'a pris en urgence, réanimé et stenté. Tout allait bien se passer. Complètement perdu, je regarde autour de moi et je vois un flacon. Je hurle : « Débranchez-moi, je ne veux pas de cette perfusion, mettez-moi un simple soluté. » Interloqués, ils s'exécutent. Plus tard, je leur expliquerai : le produit, le Rheomacrodex, un soluté de remplissage, avait des problèmes rares de sécurité et, du fait de ma conscience incomplètement retrouvée, j'ai imaginé que cela allait me tuer.

Je dois faire un aveu : je suis un patient ultrapénible. Je connais bien les médicaments, c'est mon job et j'y pense 24 heures sur 24. Ils avaient décidé de m'administrer un autre produit et je savais aussi ses difficultés d'utilisation. Il s'agissait d'un tout nouvel antiagrégant, c'est-à-dire un traitement fait pour empêcher le sang de coaguler, dont la molécule imposait un contrôle impératif et permanent de l'agrégation plaquettaire, soit une logistique implacable.

Parfois, en médecine, pour ne pas passer son temps à pleurer, on essaie de se défendre avec un humour trouvé, à raison par des non-avertis, déplacé. Ainsi à Brest, quelque temps avant mon infarctus, un anesthésiste avec lequel nous parlions de l'antiagrégant en question lors d'un point sur les nouveaux produits et leurs difficultés de manipulation, m'avait dit : « C'est ingérable. On a essayé et on les a tous cassés. » Avec son jargon de salle de garde, il faisait allusion aux patients décédés à cause de ces manipulations difficiles. Entre nous, on dit « casser » ou « plier » un patient... Et me voilà hospitalisé à Lariboisière plusieurs semaines plus tard avec, justement, ce produit ! Je demande alors aux soignants autour de mon lit : « Et vous savez faire ? » Ils me répondent : « En général, ça va. » Toutes les cinq minutes, ils doivent réaliser un prélèvement sanguin pour, suivant le résultat, adapter la perfusion.

Pour moi à Lariboisière, tout se passe bien même s'il est très étrange d'être un patient-médecin. On a l'impression de ne pas être concerné, d'être un autre malade. Je le sais très bien : après ce type d'accident cardiaque, les risques sont majeurs dans les minutes et les heures qui suivent. Je n'avais jamais été opéré de toute ma vie et là, à 50 ans, je me retrouve dans un lit de réanimation avec de l'oxygène. Et des capteurs partout et une perfusion. Dans ma chambre, il y a une horloge. Je regarde le temps passer. Chaque minute m'apparaît comme une petite victoire sur la mort. L'après-midi, je vais déjà mieux. Ils ont gagné, on a gagné, j'ai gagné. Le directeur de l'évaluation, Jean Michel Alexandre, m'appelle. Lui d'habitude si sarcastique fait preuve de beaucoup de compassion. Je dois me reposer.

Le lendemain, j'assiste à une scène qui va me marquer profondément, pour longtemps. Mon jeune médecin réanimateur cardiaque bavarde avec moi. Une infirmière arrive, on le demande au téléphone. Il prend la communication dans le couloir, la porte est ouverte, je ne perçois pas tout, mais j'entends très bien ses réponses. Il essaye de négocier l'obtention d'un stent, le petit ressort qu'on a posé pour me sauver. J'entends le nom du patient, son âge – de deux ans mon aîné. Et surtout, je comprends : on refuse au médecin le traitement. Ce patient n'aura donc pas droit à ce dont j'ai bénéficié. À l'époque, leur nombre est contingenté par hôpital. Le médecin raccroche et revient me voir. Effondré, il me confie n'avoir pas pu obtenir de stent. Ce grand médecin, excellent technicien, très humain, m'explique avoir dépassé avec moi son quota. Pour moi, il n'y a pas eu de discussion. En revanche, pour le nouvel arrivant, aucune exception. Le médecin devient alors un peu agressif : à ses yeux, je représente l'administration froide, focalisée sur les chiffres et prenant des décisions en négligeant l'approche humaine. Je l'écoute, me tais. Et trouve la situation comme le refus terriblement injustes. Aujourd'hui encore, je me demande ce qu'est devenu ce malade, tout comme je m'interroge sur le patient programmé au bloc et dont j'ai pris la place en urgence.

Une vieille histoire refait surface dans ma tête comme je suis allongé sur mon lit d'hôpital. Une vingtaine d'années auparavant, j'étais en visite en Suède dans le cadre d'une formation en pharmacologie clinique. Je me souviens d'une conversation animée, en suédois. Je n'en comprenais pas un mot, mais ils avaient tous l'air indigné. Je demandai discrètement à un collègue de m'expliquer. Il me raconta que tout le monde était offusqué par un scandale : dans la nuit, la femme d'un ministre s'était blessée et, à son arrivée, un patient prévu avant elle, atteint d'une pathologie équivalente, voire légèrement plus grave, avait été décalé afin de la prendre en charge en priorité. Pour les Suédois, une telle attitude était aussi immorale qu'intolérable. Aux urgences de Lariboisière, on pouvait légitimement estimer mon cas plus grave que celui du patient programmé. Mais, après, avait-il eu droit au dispositif initialement envisagé pour lui ? Le médecin me disait-il toute la vérité concernant l'appel du couloir ? Et si j'avais remplacé au bloc ce malade ? Dans ce cas, j'aurais pris son stent, ce qui était injuste. Pourquoi avait-on autorisé une pose de dispositif médical pour moi ?

Dans les jours suivant l'intervention, j'ai beaucoup réfléchi à ces questions. Ne venais-je pas de vivre intensément l'inégalité d'accès à la médecine ? Comme mon état s'améliorait, je devais sortir de soins intensifs, mais ne bougeais pas. On me l'expliqua : il n'y avait aucune chambre particulière disponible pour m'accueillir en soins de suite. En somme, je bloquais un lit de soins intensifs parce qu'on me favorisait d'une chambre individuelle. Agacé, scandalisé même, je me suis habillé seul, j'ai exigé de sortir et on a accepté de me transférer dans une chambre double dont l'autre patient, un retraité très modeste plus âgé, était sympathique. Nous avons beaucoup bavardé. Il me présentait avec fierté aux personnes venant le voir, ravi de mon arrivée, heureux d'avoir un « VIP » à proximité, comme il disait. Le patron du service se déplaçait tous les jours pour me voir et en profitait pour examiner ce compagnon de chambrée. Or, avant mon arrivée, le monsieur n'avait eu droit qu'à des infirmières, des internes et de rares médecins. Depuis mon débarquement, un vrai défilé, pour son plus grand amusement, bousculait le silence des lieux, alors que ce n'était pas drôle du tout.

Après cet accident, je crois avoir changé. J'avais été abattu en plein vol. Certes, mon métier créait beaucoup de stress mais je vivais dans le monde irréel du pouvoir, un décalage un peu connu pour un vice-président de l'université. Parce que le président avait un chauffeur, quand nous allions voir le recteur, nous ne prenions pas le train. Comme à cette époque, il n'y avait pas de mobile mais le téléphone dans la voiture, écouter ses conversations avec certains pseudo-grands de ce monde m'avait beaucoup régalé. Je pense à un recteur fraîchement nommé. Pour commencer l'entretien, il ne nous avait pas parlé de ses projets mais avait fait un long panégyrique sur la qualité de l'intendance du rectorat : il trouvait la soupe très bonne. Mon Dieu quelle médiocrité ! Sans doute, dans certaines de mes attitudes, avais-je dû être tout aussi médiocre. À Lariboisière, je pensais donc aux paroles de L'Ecclésiaste : « *Vanitas vanitatum, et omnia vanitas.* »

Avant l'accident cardiaque, beaucoup me trouvaient imbuvable et psychorigide. Mes positions sur les conflits d'intérêts les crispaient. Un soir, invité à dîner par le secrétaire général du syndicat de l'industrie pharmaceutique désireux d'établir des liens avec la pharmacovigilance et de mettre en place une rencontre régulière, je compris que sous couvert d'échanges scientifiques... il m'avait en fait convié afin de s'assurer de mon concours pour le tenir informé des différents problèmes relatifs aux produits de tel ou tel laboratoire. Tandis que j'avais payé mon repas, refusant son invitation mais réglant une addition salée étant donné l'endroit très chic choisi par ses soins, dans la voiture me raccompagnant, après avoir essayé toute la soirée de me démontrer combien il serait bénéfique pour ma carrière de coopérer avec l'industrie, il me dit : « Mais finalement, qu'est-ce qui t'intéresse ? Tu veux la Légion d'honneur ? » C'est par un grand éclat de rire que je lui répondis. Il ne pouvait pas être plus mal tombé ! Mon père avait beaucoup de décorations mais n'avait jamais eu la Légion d'honneur malgré tous ses actes de bravoure. Et j'en nourrissais un sentiment d'injustice. Obtenir la Légion d'honneur par une petite magouille me semblait donc incroyablement grave. Devant mon refus, il lâcha : « Tu es vraiment un drôle de Spoutnik. »

Alors quand j'ajoutai à mes obsessions la notion d'équité dans le domaine des soins, pour beaucoup, ce fut trop. Théoriquement, je pouvais être renouvelé à mon poste de président. Mais, lucide, je savais être très diminué. N'avais-je pas cessé de donner des concerts de clavecin ? J'ai donc fini mon mandat de trois ans à la tête de la Commission de pharmacovigilance, cette fonction trop stressante. Et lors de mon entretien de fin de mandat, je suis allé voir le directeur Philippe Duneton pour lui annoncer que je n'étais pas candidat à ma succession. Sa réaction m'a beaucoup amusé : je l'ai libéré. Cherchant ses mots, à grand renfort d'arguments fallacieux, il m'expliqua penser à quelqu'un d'autre. Plus dans le moule.

Après cet infarctus, rien n'alla plus comme avant. Il ne me suffisait pas d'être le témoin intègre d'un système défaillant, de réformer simplement pour l'efficience. Non, je devais remettre l'humain au cœur, me battre pour l'équité d'accès aux soins. Réintroduire plus de justice.

9

M. Rungis ET LE JAUNE AIDA IRÈNE FRACHON

Dans les centres de pharmacovigilance, la boutique était généralement tenue par des sans-grade. Le grand chef se rendait au comité technique de l'Agence à Saint-Denis, organisait – si nécessaire – une réunion hebdomadaire dans son service pour faire le point avec ses collaborateurs afin de passer en revue les événements importants d'effets secondaires signalés. Brest n'échappait pas à ce mode de fonctionnement. Le Dr Dominique Carlhant, une praticienne hospitalière, animait un groupe de trois attachés pour collecter et analyser les observations médicamenteuses. Dans notre CHU, pour récupérer les cas de l'hôpital, nous utilisions un système inventé à Grenoble mais amplifié et génialement développé : le Département d'information médicale, le DIM. Cela faisait de Brest un précurseur dans le domaine. Au sein de notre établissement, nous n'étions pas les seuls à le faire tourner, certains cliniciens y avaient également recours pour de la recherche.

Un jour de mai 2009, le Dr Carlhant m'annonce avoir pris un rendez-vous pour moi à 16 heures, un lundi je crois, avec une certaine Mme Frachon. Celle-ci veut discuter de onze observations récupérées grâce au DIM. Le Dr Irène Frachon est pneumologue, praticienne hospitalière dans l'un des plus importants services de l'hôpital, celui du Pr Dominique Mottier, un médecin interniste pour qui l'Agence du médicament reste une institution cherchant à encadrer les essais thérapeutiques, une empêcheuse de tourner en rond, en somme.

Toutes les observations concernent le même médicament, le Mediator et une même classe d'organe, le cœur. Je jette un coup d'œil rapide au dossier d'Irène Frachon. Des cas classiques issus de ce système informatique. J'ai l'habitude de ce mode de recherche. Depuis des années, mes collaboratrices et moi, nous militons pour la généralisation de cette approche dans tous les CHU, sans succès, mais en nous attirant les foudres de la majorité des centres, de l'Agence et en particulier de sa cheffe de la gestion des risques et de l'information sur les médicaments, Anne Castot[1]. La première raison, la plus ridicule : cela ne respecte pas le dogme de la notification spontanée et on nous le fait bien comprendre ! Chaque année, les centres de pharmacovigilance étaient rangés en fonction du nombre de déclarations d'effets indésirables récoltées et ce classement avait un lien direct avec le niveau de la subvention allouée. Mais pour l'établir, les observations récupérées par le système DIM n'étaient pas prises en compte or, comme c'était là notre mode principal de recueil, nous flirtions joyeusement avec le fond du panier des centres. Nous nous retrouvions vilain petit canard et, par voie de conséquence, sanctionnés financièrement. La seconde raison : ce système ingénieux porte atteinte à

1. Contactée par l'auteure, Anne Castot a répondu le 25 juillet 2022 : « Je n'ai pas d'éléments à ajouter à ceux qui ont été échangés au cours de l'instruction et lors de l'audition publique. »

la pharmaco-épidémiologie dont le centre de pharmacovigilance de Bordeaux est La Mecque. Avec leur nouvelle stratégie épidémiologique de mise en évidence d'effets délétères des médicaments, ils voient d'un très mauvais œil l'utilisation des bases DIM, méthode ultrarapide et très peu onéreuse. La pharmaco-épidémiologie, même si elle ne consiste pas en de la notification spontanée (c'est-à-dire les cas déclarés par des médecins), était autorisée par les autorités suprêmes parce qu'elle vient de Bordeaux, où la pharmacovigilance était née. Personnellement, je n'étais pas du tout convaincu par cette technique. Pour moi, l'analyse de bases de données constituait le véritable avenir. Les études épidémiologiques destinées à vérifier une hypothèse étaient longues, très chères (d'ailleurs payées par les laboratoires pharmaceutiques), et on n'obtenait avec elles rien de concluant, simplement des probabilités pouvant être interprétées à loisir, dans tous les sens, ce qui arrangeait, bien évidemment, l'industrie. En somme, avec le DIM, nous cassions le marché grâce à cette analyse ultrarapide et largement suffisante pour la sécurité des médicaments, en gardant toujours en tête, trois questions essentielles : l'effet toxique est-il caractérisé et avéré ? Est-il grave ? Le médicament incriminé est-il irremplaçable ?

CHU de Brest. Il est 16 heures dans mon petit bureau du bâtiment 3, au quatrième étage. Nous sommes trois : Irène Frachon, Dominique Carlhant et moi. L'entretien n'est pas vraiment convivial, sûrement à cause de mon attitude. Frachon vient de chez Mottier, je l'ai dit, un type dont la passion première n'était pas vraiment la pharmacovigilance. Et puis, maladroitement, elle cherche à nous expliquer comment fonctionne le DIM, nous qui sommes parmi les premiers à l'avoir exploité. Malgré tout, elle marque un point : nous interrogeons régulièrement le DIM et pourtant, nous n'avons jamais observé ces effets avec le Mediator. Mais elle n'a pas cherché à l'aveugle comme nous, elle a travaillé à partir d'une observation de l'un de ses amis cardiologues : il avait remarqué une drôle d'atteinte des valves cardiaques chez une patiente. Il s'était d'ailleurs gardé de nous en parler et de déclarer le cas, mais passons.

Irène Frachon nous explique son parcours : l'hôpital Béclère à Clamart et le service du Pr Gérald Simonneau. Elle était cheffe de clinique chez lui au début des années 1990, moment où il a mis en évidence les atteintes pulmonaires liées aux anorexigènes. Simonneau, un très grand « patron » parisien, un mandarin, une sommité dans son domaine, part encore de ce principe : la pharmacovigilance et l'Agence s'immiscent dans son pré carré en lui demandant de communiquer ses observations sur la toxicité des coupe-faim. Les médecins en général, et *a fortiori* ceux de cette trempe, n'aiment guère se voir dicter les choses. La pneumologue nous l'explique : M. Simonneau lui a parlé, au moment des problèmes de tous les anorexigènes à la fin des années 1990, de la potentielle responsabilité du Mediator dans des lésions cardiaques. Se souvenant de cette confidence et la couplant avec ses propres observations chez ses patientes sans oublier la remarque de son ami cardiologue, elle a fait une recherche dans la base du DIM en ciblant le Mediator et les atteintes cardiaques.

À ce moment-là, naïveté suprême de ma part vis-à-vis du système en place, je n'imagine pas un instant combien cette déclaration particulièrement grave d'effets secondaires va poser un problème. Les observations sont pertinentes, le Mediator est, comme disent les Bretons, un « louzou » (médicament) sans importance pour lequel il existe des alternatives : on va vite s'en débarrasser et le problème sera clos. À la fin de la réunion, j'explique donc comment nous allons nous y prendre. D'abord rédiger une note en urgence pour transmettre les observations, puis, suivant la procédure, demander au laboratoire de nous communiquer les données scientifiques pouvant étayer ces trouvailles dramatiques.

Quand un centre apporte des observations importantes pour la santé publique, c'est son petit moment de gloire. Grâce à ce travail d'analyse, les données arrivent à la connaissance de la collectivité de manière documentée. Pour nous, les fans de l'utilisation du DIM, ce résultat est la démonstration absolue de sa performance.

Mais, première désillusion : à l'Agence, l'accueil est glacial et méprisant. D'où sortent ces larves d'observations ne respectant aucun des critères de qualité de la notification spontanée ? Tout y passe. M. Lagier de l'hôpital Fernand-Widal, le pape des biais de notifications, c'est-à-dire des événements liés au hasard perturbant une vision objective de la situation, y va de son couplet sur notre absence de rigueur et déplore vertement un procédé contraire à toutes les bonnes habitudes. Quant à l'accueil du laboratoire Servier, ce serait presque drôle si des malades n'étaient pas concernés. À notre demande de renseignements concernant les données scientifiques du produit, il répond par un galimatias farfelu. Surtout, il nous envoie son responsable de la sécurité médicamenteuse, un homme étrange, rigolo, qu'on imaginerait plus en commercial pour supermarché qu'en représentant d'un laboratoire pharmaceutique. De fait, il prend tout avec une décontraction déconcertante. Or, derrière cette façade, il est loin d'être incompétent. Lui a compris tout de suite. Son premier commentaire ? « On est mal. » Mais il tournicote, cherchant à noyer le poisson et à minimiser la situation. Face aux observations brestoises, il le sait d'emblée, le Mediator est perdu même si lui applique à la lettre la politique de la maison Servier : défendre le médicament pied à pied, jusqu'au bout, ce qui constitue une énorme surprise pour moi. J'ai fait de la recherche avec des cadres de Servier et toujours rencontré des gens performants. Or dans ce laboratoire règne aussi le dogme de l'imputation, Agence et industrie sont bien d'accord sur ce point.

Notre première démarche pour faire retirer le Mediator du marché est donc un échec retentissant. Notre centre de pharmacovigilance ne gagne, dans cette entreprise pour faire réévaluer le médicament de Servier, rien d'autre qu'une grande hostilité de l'Agence et du laboratoire. Quant à Irène Frachon, elle récolte un mépris et une agressivité incompréhensibles. Et c'est juste le début.

Le gendarme du médicament juge le travail des Brestois peu sérieux. Comme je suis un obsédé de la négociation, que tout doit être fait pour éviter l'affrontement, je m'efforce d'expliquer. Irène Frachon, elle, débarque dans cet univers ouaté, sans expérience sur la gestion des risques et avec une obsession : obtenir la peau du Mediator. À juste titre, elle est choquée, scandalisée, par l'attitude de l'Agence. Avec la foi des premiers chrétiens rasant les temples et renversant les statues, elle fait bientôt de cet objectif son combat, si bien qu'être à ses côtés n'est pas évident. D'autant qu'avec sadisme, dans l'espoir de la ridiculiser, en face, on lui demande de prouver ses dires. Le drame pour eux ? Avec des bouts de ficelle, elle réussit à rester crédible, ce qui a le don de les énerver plus encore. Bientôt, mes collègues vont passer leur temps à me demander comment un esprit rationnel et cartésien comme le mien peut soutenir une personne à leurs yeux si peu « rigoureuse ».

Je me souviens d'une séance hallucinante. Irène arrive armée de ses onze observations d'atteinte des valves cardiaques sous Mediator. Pour la mettre le plus mal à l'aise possible, ses adversaires limitent son temps de parole et lui octroient un nombre ridicule de diapositives, cinq, je crois. Tout est fait pour rendre son propos obscur, sa démonstration, difficile. Mais, ce jour-là, pas de chance pour eux, il y a dans la salle une personne, la seule à avoir tout compris : Catherine Hill, épidémiologiste de renom exerçant à Villejuif, statisticienne remarquable qui décide d'aider Irène Frachon et s'embarque sur une étude de pharmaco-épidémiologie. Elle n'a peur de rien, ose aller sur le territoire des grands maîtres. Tous les petits chefs sont donc obligés de la respecter. Avec son appui, Irène se lance dans une étude dite « cas témoins ». L'opération est risquée. L'Afssaps lui a proposé de faire réaliser un grand travail de ce type par des experts reconnus. Un machin promis à durer un temps infini. Or la pneumologue est pressée – et elle a raison. La solution suggérée ne lui convient pas, la toxicité du Mediator étant évidente et simple à prouver. Même si les puristes sont choqués, nul besoin de développer un protocole long et complexe. Comme l'Agence réclame absolument une étude, il faut la faire. Solution : aller au plus simple et, surtout, au plus rapide.

Toutes ces grandes manœuvres nous amènent gentiment aux congés d'été. Nous arrivons fin août 2009. Je ne prends jamais de vacances mais un rendez-vous annuel est pour moi immanquable, le festival de musique baroque de Sablé. Ma fille apprend le clavecin, elle est étudiante régulière de l'académie de Sablé, interne au lycée et, pour l'aider à s'exercer pleinement, je lui apporte l'un de mes clavecins, un bébé de 65 kilos. Le déplacement dans la Sarthe relève donc de l'expédition.

Je fais la route au volant de ma Peugeot noire, une auto achetée en quelques minutes. Je me souviens encore de la tête du vendeur enthousiaste à l'idée de me vanter les mérites du moteur et profondément dépité en entendant ma seule et unique question : « Puis-je faire rentrer un clavecin en baissant le siège avant ? » Le festival a donné son accord pour cette livraison, à condition que j'arrive avant 16 heures. Le rendez-vous a été fixé pour le déchargement sur le parking, en face du centre des congrès.

J'ai horreur d'être en retard alors, avant l'heure, je me gare et je prends attache avec l'administration du festival. Un monsieur très gentil arrive pour ouvrir le portail. Dans la cour, on m'aidera à décharger l'instrument. Je m'apprête à rejoindre le lycée quand le téléphone de la pharmacovigilance sonne. Je décroche. Ce n'est pas le centre mais Irène Frachon, parlant avec excitation. Elle a besoin de moi pour joindre l'Agence, en particulier Carmen Kreft-Jaïs, cheffe du département de pharmacovigilance, afin d'obtenir un rendez-vous d'urgence et de présenter les résultats de son étude avec Catherine Hill. Je lui donne le numéro de Carmen Kreft-Jaïs et raccroche en lui demandant de me tenir au courant.

Au bout de cinq minutes, nouvel appel. Sur un ton désespéré, Irène me raconte : la dame n'a même pas voulu la prendre en ligne et lui a fait répondre par sa secrétaire. Il lui faut faire une demande écrite de rendez-vous. J'essaie de la calmer. Naïvement, je crois encore possible de trouver un accord : « Pas de problèmes, je vais arranger ça. » J'appelle le secrétariat de Mme Kreft-Jaïs et demande à lui parler. Réponse claire : pas de rendez-vous pour Irène Frachon. Je tente de négocier, explique l'importance des résultats validés par une référence comme Mme Hill. J'en suis alors certain, ce dernier argument va emporter l'affaire. Erreur ! Carmen Kreft-Jaïs ne veut toujours pas recevoir la pneumologue de Brest mais accepte de lire, à la condition d'en trouver le temps, ses résultats adressés par courrier. Le fruit de ma négociation n'est pas terrible. L'Agence me fait très clairement comprendre son point de vue : elle refuse catégoriquement de discuter « avec cette folle[1] ». Puis raccroche. Je rappelle Irène, elle se fâche, elle ne communiquera rien. Elle veut un rendez-vous, un point c'est tout. Me demande de rappeler Carmen Kreft-Jaïs. Je continue à jouer le pigeon voyageur... pour transmettre le message. À la dame, j'explique la position d'Irène en prenant beaucoup de gants. Échec total. Fin de non-recevoir. Il faut d'abord envoyer les résultats et éventuellement, après, il y aura discussion. Je raccroche, rappelle Irène. Pour elle, hors de question de temporiser, les résultats sont trop importants, trop graves. Fondamentalement, je suis d'accord. Après quelques échanges, on finit par progresser. Mais pas du côté de l'Agence. Irène fait un pas, elle accepte d'exposer ses résultats au téléphone dans le but d'obtenir ce fichu rendez-vous. Je pense avoir gagné, contacte pour la énième fois Saint-Denis mais Mme Kreft-Jaïs reste inflexible : d'abord les résultats par écrit. Selon elle, l'étude est bidon, nulle, non pertinente. Et elle me dit sa surprise de voir quelqu'un comme moi, pour qui elle a de l'amitié et de l'estime, « se compromette avec une personne aussi peu recommandable ».

Assis au volant de ma voiture sur le parking du lycée de ma fille, je fais passer pendant une heure et demie les messages de l'une à l'autre en édulcorant tout propos

1. Carmen Kreft-Jaïs a répondu à l'auteure le 22 juillet 2022 : « Je conteste avoir tenu ces propos. »

pouvant mettre le feu aux poudres. Soudain, on frappe au carreau. C'est le gentil monsieur de tout à l'heure, revenu pour m'aider à décharger le clavecin. Je baisse ma vitre : « Les gens s'en vont à 18 heures, il faut y aller tout de suite, après ce sera trop tard. »

Je dois me dépêcher, alors mon ton change. Je rappelle Mme Kreft-Jaïs et me jette de toutes mes forces dans d'ultimes pourparlers. Une heure et demie à discuter de la sorte, assis sur le siège avant, les genoux sous le volant de mon auto, avec mon costume cravate. J'obtiens un rendez-vous matinal.

Trois jours plus tard, à 8 heures, Irène s'exécute et expose ses résultats. Au cours de tous nos échanges dans son combat pour faire interdire le Mediator, elle m'a souvent fait penser à l'héroïne des livres de notre enfance, Martine. Elle était en tout cas vue ainsi par l'Agence. Mais avec son inconscience, sa volonté, sa foi religieuse, au moins s'est-elle débrouillée pour réussir là où tous les autres ont lamentablement renoncé ou abandonné. Les experts la voyaient sans culture scientifique, aucunement bardée des diplômes universitaires acceptables dans le domaine des statistiques, de l'épidémiologie, de la pharmacologie clinique ou fondamentale. À leurs yeux, elle était « juste » une clinicienne, sortie de l'hôpital Béclère, jouissant pourtant dans ce milieu d'une très bonne réputation. Face aux drames des patients laissant de marbre tous les experts hyper-titrés, armée d'un culot incroyable, d'une énergie insoupçonnable et d'une endurance inouïe, elle a été capable de se déployer, sans jamais faiblir, en territoire hostile. Elle ne faisait pas dans la dentelle, c'est vrai, sa classification des individus était binaire, certes : les monstres et les bons. Et, histoire d'expliciter par une image un peu provocante le clan des méchants, elle les traitait tout bonnement de

« nazis ». L'Agence ? Des nazis. Pas de détails, un prix de gros. Tout le monde à la même enseigne, tous en uniforme noir et casquette à tête de mort. Mais elle a bougé des montagnes. Ses approximations scientifiques, son intégrisme et son refus total d'imaginer seulement l'éventualité d'une concession m'agaçaient souvent, mais sa force m'éberluait. Tous les experts, dont certains corrompus, passaient leur temps à exiger d'elle une démonstration savante de ses dires alors que c'était inutile. Les nuisances du Mediator étaient une évidence grâce à ses observations.

Pour tenter de faire diversion, certains firent courir le bruit suivant : les atteintes cardiaques survenaient uniquement chez des patients présentant des antécédents d'une maladie bactérienne non traitée aux antibiotiques, le rhumatisme articulaire aigu (RAA). Or pas du tout. Les valves abîmées par le Mediator avaient une caractéristique très particulière. Le mérite des cardiologues brestois était justement de n'avoir pas confondu ces deux situations et d'avoir su caractériser les troubles spécifiques liés au médicament. La force irremplaçable d'Irène Frachon a été de montrer qu'il existait chez tous ces patients une prise de Mediator. Or quand les événements s'accumulent, il arrive un moment où la part du hasard devient négligeable, irréaliste. De plus, la structure du produit et son métabolisme, certes dissimulés par le laboratoire, en faisaient un membre à part entière de la famille des fenfluramines anorexigènes, groupe de médicaments dont la toxicité cardiaque était connue depuis longtemps. Pour couronner le tout, son intérêt thérapeutique était dérisoire, mis en perspective avec des produits d'une efficacité sans comparaison.

On était donc en face d'un événement indésirable grave concomitant à une exposition à un médicament et on disposait d'une explication chimique le reliant à une famille identifiée. Un événement, un médicament, une explication, une inutilité thérapeutique : ce simple faisceau de réalités permettait, en l'état, une prise de décision. Ces éléments suffisaient pour faire de cette situation une urgence de santé publique. En somme, il fallait trancher sans discutailler. Retirer le produit de toute urgence. N'avait-on pas supprimé du marché des médicaments pour bien moins ?

Treize ans ont passé. Aujourd'hui, j'en suis tristement persuadé, il n'y avait pas d'autre option que l'opération coup de poing. Pour discuter, il faut deux interlocuteurs se respectant et acceptant d'échanger afin de comprendre l'autre. Avec le Mediator, nous étions à des années-lumière de cette situation. Certes, Irène les détestait de ne pas se bouger, mais les cadres et les experts de l'institution le lui rendaient au centuple, n'avaient de cesse de la provoquer, par prétention, amour-propre et, disons-le aussi, à cause de la corruption. L'Afssaps n'avait rien compris, pas une seconde ses membres n'ont mis en doute leurs convictions. Ils voulaient broyer Irène. Finalement, en choisissant la voie scientifique approximative, elle était sur leur terrain. Ils pouvaient bien la critiquer, mais comme de toute façon les résultats étaient des évidences, fondamentalement, ils se savaient coincés. Pinailler sur la méthodologie était hautement ridicule.

Pendant le procès du Mediator devant le tribunal correctionnel, après mon audition comme témoin (la défense Servier a été odieuse au point de voir la présidente intervenir avec, je crois, ces mots : « Cessez de harceler le témoin »), Irène Frachon m'a consolé. J'étais très ébranlé et elle m'a glissé : « Tu as fait tout ce que tu as pu, tu ne pouvais pas plus. » Rien ne m'avait été épargné. Entre son combat légitime contre ce médicament et l'institution, j'étais coincé entre deux clans irréconciliables, et des couleuvres, j'en ai avalé !

Pour Irène, j'étais à l'Agence, j'appartenais donc au clan des monstres. Toutefois, elle faisait une petite exception pour moi, un superbe oxymore plein d'humour noir. J'étais un gentil, mais nazi quand même, « un gentil nazi », selon son expression. Une insulte suprême au vu de mon passé familial. En face, c'était pire. Mes relations étaient toutes compliquées. Au mieux, les lucides conscients de l'existence d'un problème grave avec ce médicament me regardaient, empreints d'interrogation. Pas vraiment un soutien. Ils étaient choqués par l'attitude d'Irène, ne la comprenaient pas, lui reprochaient son manque de respect de l'étiquette. Ils la trouvaient mal élevée, ne suivant pas les us et coutumes de l'institution. Pour les autres, cela allait de l'incompréhension à l'hostilité voire à une agressivité totale. L'incompréhension : « Comment un expert comme toi peut-il se compromettre avec ça ? » L'élégant « ça » était Mme Frachon. J'utilise à dessein cette expression par décence, pour masquer des qualificatifs beaucoup plus ignominieux. On ne m'adressait plus la parole, on me tournait le dos, on m'a même menacé.

Je suis à Saint-Denis, avant les vacances d'été 2010, en pleine séance à la Commission d'autorisation de mise sur le marché. Mon téléphone se met à vibrer, c'est mon équipe à Brest. Je sors discrètement pour répondre, dans le couloir. À la fin de l'appel, je me retourne. Un individu est derrière moi et m'alpague avec des mots agressifs. Il me reproche d'avoir aidé Irène, en conséquence, me dit-il, ma carrière va être stoppée net. Ensuite, il parle de ma famille, de ma femme, de mes enfants : « On sait où va ta fille à l'école », dit-il.

Et il ajoute avec un débit de mitraillette : « Tu t'es sali les mains avec cette fille [Irène Frachon], tu vas le payer personnellement et professionnellement. » Ce monsieur menaçant ? L'un des membres très influents de la Commission d'autorisation de mise sur le marché, un toxicologue, le Pr Jean-Roger Claude[1]. Je suis pétrifié. « Calme-toi, tu te rends compte de ce que tu me dis ? » parviens-je à lui répondre. Le soir même, j'appelle Irène pour raconter la scène vécue avec celui qui conseille Servier depuis les années 1970 et dont la femme est la responsable toxicologique du laboratoire. Je raconterai ces menaces à l'Igas, qui saisira à son tour le procureur de la République en vertu de l'article 40 du Code de procédure pénale[2]. Je n'aurai plus jamais de nouvelles de cette procédure[3].

Pour lui, pour eux, j'ai fait le choix de soutenir l'ennemie. Je suis un traître, un jaune, et il faut m'appliquer sans tarder le sort d'ordinaire réservé à ces individus méprisables : m'éliminer en me privant, le plus rapidement possible, de l'ensemble de mes fonctions au sein de l'établissement. Pour d'autres encore, leur préoccupation est une curiosité malsaine : « Est-ce que ton choix de la soutenir aurait un lien quelconque avec une relation personnelle... peut-être même... intime ? » Je ne peux écrire ici ce que d'aucuns ont osé me demander. Irène

1. Contacté, le Pr Jean-Roger Claude n'a pas répondu à nos questions.

2. Tout fonctionnaire qui, dans l'exercice de sa fonction, acquiert la connaissance d'un délit est tenu d'en donner avis sans délai au procureur de la République.

3. Entendu par les policiers le 5 avril 2013, le Pr Jean-Roger Claude a répondu à propos des menaces proférées à l'encontre du Pr Riché : « Nous nous sommes disputés avec quelques insultes mais je ne l'ai pas menacé de mort ni de rien d'ailleurs. Il n'est pas exclu que je lui aie dit : "Tu mériterais que je te casse..." Il n'y a pas eu de menace d'aucune sorte, juste une violente dispute. »

Frachon dérangeait ces primates encore néandertaliens obnubilés par le fait de dégommer les femmes supérieurement intelligentes, dotées d'une forte personnalité.

Je vivais dans cette ambiance presque quotidiennement. Quand elle venait à Saint-Denis pour assister à une réunion, je servais en quelque sorte de guide à la lanceuse d'alerte. Mes collègues étant choqués de nous voir arriver ensemble. Pour nous donner du courage, nous nous retrouvions avant dans une brasserie appelée Aux bons vivants, par ailleurs cantine de l'élite de l'Agence où monsieur le directeur général avait sa table. M'afficher avec elle constituait pour les psychorigides de l'Afssaps une véritable provocation, un affront à leur bienséance. Ces échanges d'avant réunion dans le bar ont été les seuls moments où j'ai eu l'impression de lui servir un peu à quelque chose. Je peux me tromper mais, j'en suis persuadé, elle avait le trac. La première fois, elle ne savait pas comment les choses allaient se passer et, par la suite, chaque séance a viré à l'horreur. Le comportement de ses adversaires était indigne de personnes appartenant, pour beaucoup, au corps médical. De mon côté, j'étais dans un stress permanent, j'essayais de lui décoder le protocole des séances, de brosser les portraits des individus particulièrement pervers dont elle devait se méfier. J'étais un peu le soigneur de la championne avant le combat. Celle que tous ces affreux ont maltraitée.

10

SERVIER, *LE FIGARO*, MOUGEOTTE, LES POLITIQUES ET SARKOZY

C'était l'été 2010. « Profites-en, ça ne va pas durer longtemps, ton sujet Servier », m'avait glissé, à l'oreille, un chef du *Figaro* sûrement bien intentionné. L'affaire n'avait pas encore éclaté, nous étions à quelques mois de l'article sur le nombre de morts mais le quotidien avait déjà publié plusieurs papiers sur le Mediator. Le 5 juin, le premier d'une longue série était titré : « Le laboratoire Servier dans la tourmente judiciaire ». L'entreprise, alors deuxième groupe pharmaceutique français, loin derrière Sanofi-Aventis, réalisait à l'époque 3,6 milliards d'euros de chiffre d'affaires. Et une patiente attaquait en justice le laboratoire, l'estimant responsable de sa maladie cardiaque, écrivions-nous. Par ailleurs, depuis deux jours, le livre du Dr Frachon *Mediator, combien de morts ?* était disponible en librairie. La pneumologue racontait son combat pour faire interdire le médicament retiré du marché en novembre 2009. Interrogée par le journal, l'avocate de l'industriel, maître Nathalie Carrère nous l'assurait : « Aucun lien de causalité directe et certain n'a été démontré. » Servier avait donc demandé en justice le retrait du sous-titre du livre, une procédure rarissime en France. Le jugement avait été mis en délibéré au 7 juin.

Le 8 juin, nouvel article : Servier avait obtenu gain de cause. *Combien de morts ?* jetait le discrédit et constituait une « atteinte illégitime aux droits du fabricant », estimait le tribunal de Brest. Le livre devait passer au pilon. Mais l'éditeur décida de faire appel.

Trois semaines plus tard, nouvel article. Une autre patiente réclamait 1,2 million d'euros au laboratoire, responsable, selon elle, de sa pathologie, trois valves ayant dû être remplacées par des prothèses mécaniques. Nous le rapportions également : le Mediator s'était invité dans les questions du mercredi à l'Assemblée nationale avec Gérard Bapt, député socialiste de la Haute-Garonne, rapporteur spécial du budget santé. L'élu, par ailleurs cardiologue, mettait sur le même plan les atermoiements des autorités de santé vis-à-vis de l'interdiction du bisphénol, un perturbateur endocrinien présent dans les plastiques alimentaires, du chlordécone, pesticide cancérigène et perturbateur endocrinien, utilisé aux Antilles jusqu'en 1993 et de suspension de la commercialisation du Mediator. « Je regrette l'inertie des agences sanitaires et la grande prudence avec laquelle on recourt au principe de précaution », déplorait-il. Selon Gérard Bapt, il existait des conflits d'intérêts importants, notamment dans les comités d'experts de l'Afssaps : « Les agences ne font pas assez le tri entre les experts indépendants et ceux qui publient grâce à l'industrie pharmaceutique. » Si, aujourd'hui, les propos du parlementaire socialiste peuvent prêter à sourire, un tel positionnement était nouveau à l'époque dans le paysage politique et, somme toute, assez prémonitoire. Quelque temps plus tard, en 2012, Bapt fut nommé membre du Conseil d'administration de l'ANSM...

« Profites-en, ça ne va pas durer longtemps » est arrivé dans ce contexte. Une mise en garde de rédacteur en chef, pleine de courage et d'anticipation pour ne pas froisser les désirs du taulier. Je me souviens avoir répondu : « On verra bien. » Le taulier, c'était Étienne Mougeotte. L'ancien vice-président de TF1 avait rejoint le quotidien en 2007 et en était devenu directeur des rédactions. Au journal et à l'extérieur, tout le monde connaissait sa proximité avec Nicolas Sarkozy, alors président de la République. Entre nous, nous disions le patron « sarkophile ». D'ailleurs leurs quinquennats, au *Figaro* comme à l'Élysée, commencèrent et finirent en même temps ; Mougeotte fut débarqué seulement deux mois après la défaite de son poulain face à François Hollande. La petite phrase sibylline du rédacteur en chef était, bien sûr, une allusion à ces connivences, sans oublier un point important : Jacques Servier était un « client historique » de Nicolas Sarkozy dans sa période avocat d'affaires. À la fin des années 1990, Servier l'avait consulté pour un projet de fondation. Son objectif ? Protéger son laboratoire de toute éventuelle offre publique d'achat. Il avait été décidé de monter une structure de droit néerlandais, très avantageuse fiscalement. Raymond Soubie, futur conseiller social à l'Élysée, avait planché, lui aussi, sur le projet néerlandais. Plusieurs années plus tard, en juillet 2009, soit quatre mois avant le retrait du Mediator du marché français, Nicolas Sarkozy, devenu président, remettrait à son ancien client, Jacques Servier, les insignes de Grand-Croix de la Légion d'honneur, la plus haute distinction de la République française, en déclarant : « Vous avez fait de votre groupe une fondation ; Raymond [Soubie] et moi y avons joué un rôle. » Devant la ministre de la Santé, Roselyne Bachelot, l'ancien maire de Neuilly décorerait son illustre administré et, en ce jour important, lui dirait : « Incorrigible Jacques Servier, qui me prédisait dès 1983 que je serais président de la République. » C'est vrai, le pharmacien d'Orléans n'avait pas eu son pareil pour miser sur les politiques en début de carrière, lesquels, des années plus tard, savaient et sauraient s'en souvenir.

Mon premier contact avec Étienne Mougeotte date de l'été 2010, après les trois papiers sur Servier. Le directeur de l'Agence du médicament, Jean Marimbert, a écrit au directeur des rédactions du *Figaro* pour se plaindre et Mougeotte me demande de venir le voir dans son bureau. Le haut fonctionnaire lui a adressé une lettre typique, comme le font parfois certaines entreprises, administrations ou même particuliers après avoir été mis en cause dans le journal, mais sans pour autant choisir la voie judiciaire. Ils prennent la plume en évitant de joindre le journaliste concerné puisqu'ils se plaignent directement auprès du grand chef avec l'espoir de le sensibiliser à leur requête et de calmer l'« excité ». Une douce pression, comme on dit. Marimbert est un haut fonctionnaire typique. Il a travaillé au cabinet de Philippe Séguin, de Lionel Stoléru (père d'Emmanuelle Wargon), avant de diriger l'Agence française du sang (après l'affaire du même nom) et de devenir directeur général de l'ANPE (Agence nationale pour l'emploi). Il a également guidé son prédécesseur à l'Agence, Didier Tabuteau, dans son ascension au Conseil d'État quand ce dernier était simple maître des requêtes. Peut-être a-t-il appris, au cours de sa carrière dans la haute administration, à pousser une soufflante ?

Ce jour-là, dans son bureau, Étienne Mougeotte me tend donc une lettre de plusieurs pages dans laquelle l'Agence se justifie et jure ses grands dieux avoir tout fait, en temps et en heure, pour interdire le Mediator. Le directeur de la rédaction me demande de lui fournir des éléments pour répondre à Marimbert. Je retourne au service « sciences-médecine » pour rédiger une petite chronologie, très courte car tenant sur un Post-it. Pas de fioritures, juste quelques dates avec, en face, ce que l'Agence a ou, plus exactement, n'a pas fait. Sobre. Je remonte voir Mougeotte, lui donne mon bout de papier. Il le lit, rit et me dit : « Parfait, je vais lui répondre, garde la lettre en souvenir. » Le mécontent ne s'est plus jamais manifesté.

Plusieurs mois plus tard, peu de temps après l'article sur le nombre de morts, Marimbert a rencontré ma collègue du service « sciences », Sandrine Cabut. Il lui a avoué être très stressé par toute cette affaire et manger, du coup, beaucoup de chocolat. Sandrine lui a répondu : « Pourquoi du chocolat contre le stress, vous n'avez pas confiance dans les médicaments ? » Mis en cause pour sa gestion calamiteuse du dossier Mediator, Jean Marimbert a démissionné en février 2011. C'est vrai, il n'a pas brillé dans cette affaire, notamment en raison de ses liens personnels avec la conseillère de Jacques Servier, qu'il avait même directement tenue informée de la situation du médicament[1]. L'intéressé ne sera jamais poursuivi dans cette affaire.

1. Jean Marimbert a été directeur général de l'Afssaps de février 2004 à février 2011. Il quittera l'Agence suite au scandale du Mediator. Contacté par l'auteure à propos de ses liens avec Madeleine Dubois qui travaillait chez Servier, il a répondu le 9 juillet 2022 : « Il n'était pas rare que les fabricants de produits de santé, notamment les laboratoires pharmaceutiques, emploient des personnes chargées de contacter les autorités sanitaires [dans notre cas, le DG de l'Afssaps] pour évoquer des thèmes généraux [organisation des procédures] ou tenter d'obtenir des informations et d'interagir sur le fond à propos de sujets particuliers d'évaluation de produits de santé. C'est le rôle que, dans ma compréhension, jouait chez Servier Madeleine Dubois, qui m'avait connu en 1995-1997 alors qu'elle était cheffe de cabinet de Jacques Barrot et moi, directeur des relations du travail au ministère, sans que nos contacts épisodiques concernent le traitement de fond de dossiers pour lesquels j'interagissais avec le directeur du cabinet ou les conseillers

En juin 2007, le Mediator est déjà en difficulté. La Commission nationale de pharmacovigilance remet en cause sa sécurité d'utilisation et demande à son homologue, l'Autorisation de mise sur le marché, de se prononcer. Qu'à cela ne tienne, Madeleine Dubois, conseillère de Jacques Servier (elle fut très proche de Jacques Barrot, notamment comme cheffe de cabinet) écrit directement à Jean Marimbert. Tous les deux se connaissent bien, ils ont travaillé ensemble dix ans plus tôt au ministère du Travail.

Le 4 juin 2007, elle lui dit : « Cher Jean, ne souhaitant pas surcharger ton emploi du temps avec un rendez-vous pour Servier, je viens par ce mail te demander de nous donner une solution pour le Mediator. » Et elle conclut : « Excuse-moi de t'ennuyer mais c'est important que tu me donnes rapidement ton avis. Avec toutes mes amitiés ainsi qu'à ta petite famille. » Le lendemain, Marimbert lui répond : « Chère Madeleine, dans le cadre des procédures internes habituelles de relecture/validation des projets de compte rendu, l'Agence va compléter le projet de compte rendu de la séance de la Commission de pharmacovigilance, avant sa mise en ligne, par un *addendum* exposant de façon synthétique l'avis ultérieur de la Commission d'AMM sur la base duquel j'ai signé récemment une lettre à la firme. » Tous deux communiquent à plusieurs reprises à propos du Mediator. Le médicament poursuivra sa route encore deux ans.

techniques. Ma ligne de conduite, quand il s'agissait d'un sujet de fond concernant l'évaluation d'un produit de santé, notamment d'un médicament, était de ne rien dire qui soit de nature à court-circuiter le rôle des instances d'évaluation. Cette ligne de conduite me paraissait de nature à préserver l'indépendance des instances d'évaluation par rapport aux producteurs sans être discourtois à l'égard d'interlocuteurs extérieurs qui cherchaient à me joindre pour le compte d'opérateurs privés. Elle ne me semble pas caractériser un conflit d'intérêts. L'alternative aurait été, en l'espèce, de ne pas répondre du tout au message. Je vous laisse apprécier le choix. »

En 2009, nouveaux échanges. Le 19 octobre, Madeleine Dubois s'adresse au directeur de l'Agence du médicament : « Cher Jean, tu trouveras en pièce jointe une note sur le Mediator, un dossier dont tu as été saisi. Peux-tu me dire ce que tu penses de la proposition qui tend à réduire la prescription de ce produit et qui tient compte des effets indésirables qui ont été relevés ? Je t'écris du conseil général où je suis aujourd'hui en session budgétaire [...]. J'espère que ta petite famille va bien, et te remercie beaucoup pour tes conseils et ton avis. Bien amicalement. » L'objectif de Servier est alors d'éviter un retrait du produit en obtenant une limitation de sa prescription, l'enjeu est majeur pour l'entreprise. Réponse du patron de l'Agence : « Chère Madeleine, c'est un sujet délicat, sur lequel la Commission de pharmacovigilance s'est prononcée récemment et j'attends maintenant l'avis de la Commission d'AMM. Si tu souhaites l'évoquer, il faudrait que nous le fassions de vive voix par téléphone. Tout va bien du côté des miens, et j'espère qu'il en va de même pour tes filles. Bien amicalement. »

Fin octobre 2009, elle le contacte encore une fois et lui explique savoir que le quorum en Commission d'autorisation de mise sur le marché n'a pas été atteint, permettant ainsi au Mediator d'obtenir un énième sursis. Comment est-elle au courant ? Parce que plusieurs membres de la commission sont alors appointés par Servier et rendent des comptes au laboratoire ; ils seront d'ailleurs poursuivis pour prise illégale d'intérêts. Puis, nouvel échange, en mai 2010. Le Mediator est interdit depuis maintenant six mois et le livre de la pneumologue de Brest vient tout juste de sortir. Mail de Madeleine Dubois à Jean Marimbert : « Est-ce que tu as vu le livre écrit par Irène Frachon au sujet du Mediator ? Bien à toi, Mad. » Réponse : « Non, pas encore, les dernières semaines ayant été bien chargées.

J'ai simplement vu une ou deux coupure(s) de presse faisant état d'une première action judiciaire dirigée contre le laboratoire. Bien amicalement. » Ces échanges chaleureux et complices entre une ex-cheffe de cabinet d'un ministre de la Santé devenue conseillère d'un laboratoire pharmaceutique et le directeur de l'Agence du médicament sont l'illustration parfaite des liens toxiques et incestueux entre les politiques, les laboratoires et les autorités sanitaires.

Tout était réuni pour que l'affaire du Mediator, comme elle s'appellera par la suite, ne sorte pas dans *Le Figaro*. Mais, le 14 octobre 2010, le quotidien d'Étienne Mougeotte publie l'article sur le nombre de morts du laboratoire ami du président de la République. Sans trembler. Et Jacques Servier ne le pardonnera jamais au journal de la droite française. Dans une interview au *Monde* en octobre 2011, il aura ces mots à propos du *Figaro* et de son scoop : « Ce journal nous avait habitués à plus de prudence bourgeoise. »

Quand l'affaire éclate à l'automne 2010, les éléments de langage du ministère de la Santé étaient simples : identiques à ceux de Servier. Pour veiller au mieux à cette affaire naissante, Nicolas Sarkozy nomme ensuite à la Santé un homme de confiance chargé de l'informer de la tournure des événements, Xavier Bertrand. Ce dernier prend les clés du ministère mi-novembre 2010, tout juste un mois après l'article consacré au nombre de morts. Sur son bureau, en haut de la pile des dossiers attendant sa prise de fonction : celui du Mediator. Et celui qui avait géré la crise de la grippe H1N1 organise, quelques jours seulement après son arrivée, une conférence de presse pour conseiller à tous les patients consommateurs du produit de Servier de consulter un médecin. Mais, le même jour, sa secrétaire d'État Nora Berra se prend les pieds dans le tapis en déclarant : « Il faudra voir la relation d'imputabilité entre le médicament et ses effets », ajoutant attendre « un gros travail de compilation de données et d'expertise », alors que tout cela existe déjà. Servier n'en demandait pas tant. Elle restera en fonction un an et demi mais on ne l'entendra plus jamais s'exprimer au sujet du Mediator. On n'efface pas si facilement dix années passées dans l'industrie pharmaceutique en tant que pharmacologue.

*

Le sujet Mediator était particulièrement épineux en raison de ses nombreuses ramifications politiques, Servier s'étant adjoint depuis des décennies, les bonnes grâces et les services de politiques de tous bords, notamment d'anciens ministres. Parmi ceux dont le nom revient dans le dossier, Henri Nallet, convoqué comme témoin assisté par les magistrats instructeurs pour trafic d'influence, mais finalement jamais poursuivi. Ministre de l'Agriculture de 1988 à 1990 puis de la Justice jusqu'en avril 1992, il est conseiller d'État quand Servier le recrute en juin 1997. Au moment de son audition par les juges d'instruction en décembre 2013, il est toujours consultant pour Servier. De 1997 à 2008, le laboratoire le rémunère 20 000 euros mensuels, soit un total de 2,7 millions. De 2009 à 2013, Servier lui verse 812 415 euros. Il raconte en ces termes son entrée chez Servier :

> En 1993, j'avais été battu aux élections législatives dans l'Yonne qui est proche de la Nièvre. J'avais été très touché par le décès de Pierre Bérégovoy et j'avais participé à la campagne malheureuse de Lionel Jospin en 1995. J'ai souhaité m'éloigner un peu de la politique et j'avais envie d'aller travailler dans le privé. Je m'en étais ouvert à Alain Prestat et à Jean-Paul Huchon, ils

dirigeaient un cabinet de chasseurs de têtes. J'ai insisté sur les compétences que j'avais acquises sur les questions communautaires puisque j'avais suivi pendant quinze ans en qualité de conseiller du président de la République la question de l'élargissement notamment à l'Espagne et au Portugal puis comme ministre de l'Agriculture et également comme président de la délégation parlementaire à l'Union européenne. Ensuite, j'ai eu des fonctions d'expert auprès de la Commission européenne. En 1994, Jacques Delors m'a confié une mission sur l'élargissement et la très jeune BERD, la Banque européenne m'a demandé mon expertise. J'avais donc accumulé une expérience communautaire et je voulais poursuivre cette activité dans le secteur privé. En 1996, c'est Jean-Paul Huchon qui m'a saisi d'une proposition selon laquelle un groupe pharmaceutique français cherchait quelqu'un pour s'occuper des questions européennes. Il s'agissait d'un poste très orienté sur les questions communautaires. J'ai déposé ma candidature qui a été choisie parmi trois candidats.

Concernant le monde des laboratoires pharmaceutiques, l'ancien garde des Sceaux avait « en tête l'idée qu'il n'y a pas beaucoup d'industries qui soient aussi dépendantes des autorités communautaires et nationales que l'industrie pharmaceutique. Les médicaments sont autorisés et les prix sont fixés par la puissance publique qui paie les médicaments. Il faut donc être en contact constant avec la puissance publique. La présence de ces relations se fait avec un travail de qualité et pas seulement avec ce qu'on pourrait appeler le copinage ». Au cours de ces seize années de consultanat pour Servier, l'ex-ministre de François Mitterrand s'est « également beaucoup occupé de la création de l'usine de Tsien-Tsin en Chine, et [il] connaissai[t] très bien l'ambassadeur de France à Pékin qui a beaucoup aidé. Avec le président [Jacques Servier] [il] avai[t] également des discussions sur une implantation d'usine de génériques en Algérie, projet qui n'a finalement pas abouti, contrairement, par exemple, à une implantation au Maroc ».

Chez Servier, dans le service « hautes relations », on croisait aussi le diplomate Jean-Bernard Raimond, ancien ministre des Affaires étrangères de Jacques Chirac de 1986 à 1988, qui a joué, selon Henri Nallet, un rôle « extrêmement important à l'époque de l'implantation de Servier en Russie. M. Raimond avait été un ambassadeur très influent en Russie et il avait une grande autorité auprès de dirigeants russes. Il a donc aidé le groupe pour son implantation dans un pays compliqué et c'est une très belle réussite économique puisque le groupe Servier est un des premiers groupes étrangers pharmaceutiques en Russie ». Jean-Bernard Raimond ne voulait pas aller cachetonner chez Ricard (« incompatible » avec sa députation selon lui) mais il a cumulé son rôle de conseiller de Jacques Servier en même temps que son poste de député, de janvier 1992 à juin 1999, période pendant laquelle Servier lui a versé 1,2 million d'euros. Il a lui aussi été placé sous statut de témoin assisté pour trafic d'influence, il est décédé en 2016.

Le Dr Michel Hannoun, député RPR puis président du conseil général de l'Isère ou encore le haut fonctionnaire Patrice Corbin faisaient également partie des « hautes relations » de Servier. Ni l'un ni l'autre n'ont été poursuivis dans le cadre de l'affaire du Mediator.

Corbin ou l'archétype des liens entretenus par le laboratoire avec le monde politico-socio-économique. N'a-t-il pas été chargé de mission auprès du directeur de la Sécurité sociale à la fin des années 1970, puis responsable du secteur de la santé et de la protection sociale au Commissariat général du plan, conseiller technique au cabinet de Pierre Mauroy, secrétaire général de l'AP-HP avant de devenir, en 1995, secrétaire général du Conseil économique et social, puis en 2005, conseiller maître à la Cour des comptes ? Et, dans la même période, lié à Servier par un contrat de consultant sous couvert de prête-noms ? Une

« dissimulation [qui] vise très probablement à échapper aux règles déontologiques liées au statut des agents du Conseil Économique et social et des magistrats de la Cour des comptes », comme l'ont estimé les magistrats instructeurs.

Patrice Corbin connaissait personnellement Jacques Servier depuis plusieurs dizaines d'années : « J'ai fait sa connaissance lorsqu'il était venu pour un rendez-vous au cabinet du Premier ministre en 1981. Il était alors persuadé que la gauche allait nationaliser sa société. À partir de cette date, j'ai entretenu des relations d'amitié avec lui. À titre d'anecdote, M. Servier, quand il me présentait à quelqu'un, disait de moi que j'étais son sauveur, que j'avais évité qu'il soit nationalisé, ce qui était bien sûr absurde », racontera l'ex-conseiller de Pierre Mauroy aux policiers. Depuis 1997, le laboratoire lui versait 61 000 euros par an. Et, par son intermédiaire, Servier subventionnait aussi le syndicat Force ouvrière, Corbin étant un très proche de Marc Blondel. Il est mort en 2020.

*

Avec la présence de tout ce gratin politique, le sujet Mediator est particulièrement sensible au journal. Mais Étienne Mougeotte soutiendra toujours notre enquête, y compris face à plusieurs tentatives individuelles internes de torpillage. Je garde en mémoire certains épisodes éloquents.

Hiver 2010, j'apprends une nouvelle croquignole : le frère du patron, Dominique Mougeotte, est le directeur financier du laboratoire. Je verrai d'ailleurs souvent son nom sur des documents internes à l'entreprise. Je me souviens avoir soupiré : « Comme si la barque n'était pas déjà assez chargée ! » À ce propos, un chef de service m'a dit dans un couloir : « Elle doit être sympa l'ambiance autour du poulet le dimanche midi chez les frères Mougeotte avec ton Mediator ! » Et la petite phrase : « Ça ne va pas durer longtemps » revenait, entêtante. Nous évoluons sur un champ de mines, la plus grande difficulté est de prendre une décision : s'asseoir en plein milieu pour ne pas sauter (mais risquer un éboulement de terrain et, *in fine*, devoir sauter quand même un jour), ou marcher sur la pointe des pieds, doucement pour essayer d'éviter les mines ? Je fais le choix de la seconde option, on verra bien.

Le dimanche 16 janvier 2011, je suis « de perm » boulevard Haussmann. Les journalistes doivent être présents, un dimanche par mois environ, pour faire le journal du lendemain. Si des papiers sont prévus dès le vendredi – du « froid », comme on dit –, il faut un minimum de gens sur place ce jour-là afin de réagir à l'actualité et de fabriquer un journal « chaud » pour le lendemain. Ce dimanche, nous sommes deux au service « sciences-médecine », le rédacteur en chef adjoint, Yves Miserey, et moi. Comme pour chaque permanence, c'est morne plaine. Entre les lève-tard, les part-tôt, les adeptes du déjeuner en famille, ceux qui font venir leurs enfants dans le quartier pour passer un moment avec eux le midi, l'ambiance est très spéciale. Comme un paquebot navigant avec le dixième de son équipage. Au ralenti.

Avant le « comité » de 10 heures, la grande conférence de rédaction à laquelle participent tous les chefs pour décider des papiers à paraître le lendemain et établir « le menu », j'annonce à Yves avoir une info : pour la première fois depuis le début de l'affaire, Jacques Servier est cité à comparaître devant la justice. La veille, le samedi, l'Igas a rendu public un rapport assassin sur le fabriquant du Mediator, abondamment relayé par tous les médias, écrits, radios et télés. Yves m'écoute avec un œil gourmand, lui, l'érudit provocateur aux airs bien élevés. Par ailleurs, Yves, pour des raisons personnelles, connaît bien le diabète, donc le Mediator vendu comme antidiabétique alors qu'il s'agissait d'un vulgaire coupe-faim, ça l'énerve un peu. Il prend l'escalier pour aller « vendre » le sujet au comité, au deuxième étage. Et redescend, déçu : il a juste décroché un petit papier, de pied de page. Mougeotte n'était pas présent. Je rumine. Le rédacteur en chef adjoint du service « politique », Albert Zennou, mon ancien chef à l'« économie », me l'assure : c'est dommage, un bas de page pour cette info. Il me pousse à aller en parler directement à Mougeotte. Mais au *Figaro*, le directeur des rédactions n'a pas une réputation facile et c'est un euphémisme. À nous, les journalistes du bas de l'échelle, il est décrit par ceux qui assistent chaque jour aux comités comme froid et cassant. À part pour la lettre de Jean Marimbert, nous ne nous sommes jamais parlé. J'écoute néanmoins le conseil d'Albert. À mon tour de prendre l'escalier de béton couvert de peinture grise brillante et glissante. Je file au deuxième. Là, le comité s'éternise avec les chefs de service, certains ont les pieds sur la grande table, l'ambiance est virile. Mougeotte, arrivé, s'entretient avec eux, qui lui détaillent le menu du lendemain. Je passe la tête : un papier est prévu mais, à mon sens, la place octroyée est trop petite. Les chefs ne pipent mot, ils ont pourtant eux-mêmes décidé de cette place. Mougeotte me demande de lui raconter, pose des questions puis lance aux bras de chemise alentour : « Il faut en faire l'ouverture de la "science". » Je descends l'escalier, j'ai gagné, le papier a doublé de taille et, surtout, il a pris de la visibilité, il ne sera pas planqué, honteux. Yves et Albert sont contents. J'écris l'article avant de monter au secrétariat de rédaction pour le relire et là, surprise, Mougeotte a demandé un « grenier » en une du journal : *Le Figaro* fait un grand titre de la comparution à venir de Jacques Servier. Le lendemain, notre info est reprise par les confrères radios et télés et je croise le boss dans l'ascenseur. Il me fait un clin d'œil et lance : « Tu avais raison. »

Peu de temps après, j'apprends par hasard une autre nouvelle ébouriffante : ma cheffe de service a rendez-vous pour une interview avec Jacques Servier. À ma question : « On y va quand ? », sa réponse est sans appel : « Toi, il ne veut pas te voir. J'y vais seule. »

Pour manifester mon étonnement de ne pas être conviée, j'appelle Image 7, le cabinet de conseil en communication alors chargé de la tempête Mediator. L'entreprise a été fondée par Anne Méaux, une ancienne militante du mouvement étudiant d'extrême droite le GUD (Groupe union défense). Elle est restée proche de ses camarades de coups de poing à l'université de droit d'Assas, Alain Madelin, Gérard Longuet et Hervé Novelli. À présent, elle murmure à l'oreille des grands patrons du CAC 40, de tous les politiques ayant maille à partir avec la presse ou la justice. Et son agence, d'une puissance redoutable, n'hésite pas à appeler les directeurs de journaux pour réprimander un journaliste un peu trop fouineur. Concernant le dossier Servier, Image 7 a missionné deux collaborateurs pour gérer la presse. *Le Figaro* est cornaqué par Anne Salomon. Je connais bien Anne ; avant de rejoindre Image 7 en 2008, elle était journaliste au *Figaro économie*, du temps où j'étais responsable du social et des syndicats. Nos bureaux se trouvaient même l'un en face de l'autre. Anne était une enquêtrice redoutable, passionnée, indépendante, et nous rigolions souvent ensemble. Fin 2007, dans le journal de la droite conservatrice française elle avait sorti un scoop énorme, une bombe : Lagardère et DaimlerChrysler, actionnaires d'EADS (European Aeronautic Defence and Space Company), étaient accusés de délit d'initié massif. Or, EADS était actionnaire à hauteur de 45,8 % de... Dassault, le propriétaire du journal. Quelques mois après cette révélation, Anne Salomon quittait *Le Figaro* pour rejoindre Image 7. Fin 2009, l'Autorité des marchés financiers innocentera finalement les dix-sept dirigeants...

Ce jour-là donc, pour m'étonner de ne pas être conviée à une rencontre entre ma cheffe de service et Jacques Servier, j'appelle Anne Salomon. Le sujet ne va pas manquer de lui rappeler certains souvenirs, me dis-je. Trois semaines après sa déflagration journalistique, nous avions vu ensemble, depuis les fenêtres du premier étage du *Figaro économie*, arriver dans le hall du journal le patron d'EADS. Il était attendu à l'accueil par la direction mais Anne avait visiblement été mise à l'écart. Témoin passif d'une rencontre dont elle était exclue, elle voyait le rendez-vous prendre forme sous ses yeux. Je me souviens de l'expression sur son visage et de ses jurons furieux. En résumé, elle était dans le même état d'esprit que moi quand je l'ai appelée pour Servier ce matin d'hiver 2011 :

– Bonjour Anne, c'est Anne Jouan.

– Salut Anne. Je voulais te dire, tu sais, tous les médicaments ont des effets secondaires...

– Arrête, c'est à moi que tu parles. Bien sûr que je sais...

– Tu le sais, pris à trop fortes doses, le Doliprane est dangereux ?

– Je sais. Au Royaume-Uni, des mecs se suicident en avalant des boîtes entières de Doliprane et, chaque année, des foies doivent être greffés. C'est bon. Me sors pas la sauce que tu sers aux autres, on se connaît, tu sais bien que je vois à 10 000 kilomètres tes éléments de langage et comment tu essaies de m'entuber. Pitié, arrête.

– Bon, OK, qu'est-ce que tu veux ?

– Je veux savoir pourquoi Jacques Servier et ma cheffe ont rendez-vous ce midi pour une interview sans que je sois conviée.

– Quoi ??????? Qu'est-ce que c'est que cette connerie ?

Au bout du fil, chez Image 7, Anne Salomon s'étrangle. Elle n'est pas au courant. Je m'en doutais. Bien sûr, la cheffe n'est pas passée par eux pour décrocher cet entretien, je l'ai parfaitement compris. L'objet perfide de mon appel ? Les informer gentiment que leur client, Jacques Servier, monte des entrevues dans leur dos. Anne me rappelle quelques minutes plus tard : personne dans l'entreprise de conseil n'est au courant de ce rendez-vous.

À son retour de déjeuner, pressée par mes questions, la cheffe accepte de lâcher : « Il n'a rien dit, à part que le Mediator n'a fait que trois morts. » Quand j'ai répondu : « Mais c'est énorme ! Il faut faire un papier pour le raconter ! », la réponse a été négative. Hors de question. Et je n'ai plus jamais entendu parler de cette fameuse entrevue. Le coup de fil à Image 7 a dû faire son petit effet.

Quelque temps après, Jacques Servier se séparera d'Anne Méaux, ayant peu apprécié son conseil de quitter la présidence du laboratoire pour redorer l'image de l'entreprise. Jean de Belot, ancien directeur de la rédaction du *Figaro*, lui aussi passé du côté de la communication, puis Anne Hommel, l'ex-conseillère de Dominique Strauss-Kahn, assureront la défense des intérêts médiatiques du fabricant du Mediator.

Des mois plus tard, en lisant les comptes rendus des perquisitions de l'ordinateur personnel de Servier, je découvre confirmation de mon intuition : la rencontre au *Figaro* a été organisée par un ami personnel de ma cheffe de service, l'avocat Gilles-William Goldnadel, conseiller de la femme de Jacques Servier. Je lis donc, dans le dossier d'instruction, les questions de ma cheffe de service au fabricant du Mediator et leurs échanges de mails. Ensuite, en arrivant un matin, je lui ferai ce commentaire narquois : « Eh ben dis donc, tu lui avais prévu une page, à Servier ! Mais il manquait des trucs dans tes questions. » Elle sera stupéfaite. Quand on fait des coups en douce à ses journalistes en compagnie d'un individu faisant l'objet d'une information judiciaire, il ne faut pas s'étonner de voir, un jour, le contenu de ses échanges finir dans le dossier d'instruction. J'ai enfin compris pourquoi elle arrivait au journal avec les éléments de langage du laboratoire ou pourquoi elle était toujours en possession des études réalisées par Servier, visant à minimiser le nombre de morts.

Autre souvenir, deux mois plus tard. L'Assemblée nationale planche sur une mission d'information à propos du Mediator. Jacques Servier est convoqué pour être entendu par les députés français. Pour la première fois (outre l'interview donnée au *Monde* en octobre 2010), il va s'exprimer. Le moment est important mais il est interdit à la presse, l'audition se déroule à huis clos le soir du mercredi 2 mars. Depuis plusieurs jours, j'ai demandé à une personne présente dans la salle d'enregistrer pour me donner la bande. Au départ, elle n'était pas vraiment motivée mais elle a fini par se laisser convaincre. Le jeudi matin, la source m'appelle, mon enregistrement est fin prêt. Je préviens donc la cheffe du service « sciences-médecine », lui dis que je file le chercher et qu'il serait bien de prévoir un papier pour l'édition du lendemain, soit le vendredi 4 mars. Mais à mon retour au *Figaro* avec le sésame, je l'apprends :

elle est montée voir Mougeotte dans son bureau, juste avant le comité, soit vers 9 h 50, au moment où certains essaient de déminer, en privé, les idées qu'ils vont vendre devant les autres à 10 heures. Pour un chef, il est toujours compliqué de ne pas parler d'un sujet proposé par l'un de ses journalistes : étant donné le nombre de personnes présentes autour de la table, celles-ci finissent toujours par le savoir. Alors pour « trapper » (ne pas passer) un papier, certains tentent d'en débattre avant, directement en tête à tête avec le taulier. Et ce matin-là, elle a essayé. Mais Mougeotte lui a répondu : « Voyons ce qu'il y a sur la bande. » Il le savait très bien, le simple fait d'avoir obtenu ce que Jacques Servier a dit au huis clos de l'Assemblée nationale constitue, en soi, une information.

Le 4 mars, *Le Figaro* publie un article intitulé : « Mediator : ce que Servier a déclaré aux parlementaires ». Dans un tour de passe-passe malin et retors, l'ancien client de Nicolas Sarkozy déclare : « La multiplication extraordinaire des cas de valvulopathies depuis une trentaine d'années est due au mérite des cardiologues. Ils ont bien travaillé et se sont servis d'instruments raffinés. Cela a permis de découvrir de plus en plus de valvulopathies peu importantes, quelquefois peu graves et parfois aussi complètement réversibles. Cela a complètement changé la vision que l'on pouvait se faire il y a cinquante ans des valvulopathies. À l'époque elles étaient peu nombreuses et on les détectait simplement à l'auscultation. » S'il y a des valvulopathies, ce n'est donc pas la faute de son médicament mais grâce au talent des cardiologues capables de les diagnostiquer. Puis, concernant les pressions auxquelles se serait livré le laboratoire, Jacques Servier ose cette phrase : « Aucun personnel de Servier ne s'est livré à des pressions [...]. En France, je n'ai pas connaissance qu'un officiel ait été corrompu d'une façon financière quelconque. » Mougeotte fera un « ventre » de une avec cette information, autrement dit un papier sur la première page du journal, très visible, en plein milieu, pour renvoyer à l'article de l'intérieur.

Quelque temps plus tard, à la lecture d'écoutes téléphoniques judiciaires, je découvre un autre élément : la cheffe de service en question est en lien étroit et très régulier avec le Pr Jean-Michel Alexandre, l'un des hommes les plus influents en matière de médicament en France de 1980 à 2000, l'un des piliers de l'Agence tout comme en Europe avant de devenir, sans délai de carence, consultant pour l'industrie pharmaceutique. Or le Pr Alexandre si connecté à ma cheffe a touché 1,2 million d'euros de Servier entre 2001 et 2009. Au moins, *Le Figaro* était armé pour traiter le sujet Mediator à charge et à décharge. Aller plus loin serait hasardeux.

*

Le 7 mai 2011, nous publions un papier révélant les détails du fonds d'indemnisation des victimes du Mediator avant son passage en Conseil des ministres. Nous nous sommes procuré le texte et nous citons une source. Elle a assisté à la rédaction du document et nous confie : « Les payeurs seront soit le laboratoire Servier, soit les médecins qui ont prescrit le Mediator hors des indications reconnues. » Autrement dit, « des médecins qui ont prescrit ce médicament réservé aux antidiabétiques, à des personnes désirant perdre du poids, pourraient être visés ». L'article est sorti le samedi et, tout le week-end, les syndicats de médecins ont donné de la voix sur les radios et les télévisions pour s'offusquer d'une telle décision. Le dimanche 8 mai au soir,

Xavier Bertrand est l'invité de l'émission *C politique* sur France 5. J'allume le poste et regarde, sidérée, le ministre de Nicolas Sarkozy l'expliquer en direct : *Le Figaro* ment car jamais, au grand jamais, il n'a été prévu de faire payer les médecins. Je lui envoie *illico* un SMS pour lui dire ma surprise. Aussitôt sorti du plateau télévisé, il me rappelle et le ton monte si haut, paraît-il, que l'on m'entend hurler depuis le hall d'entrée de l'immeuble. Xavier Bertrand a cette phrase : « Il y avait un truc qui n'allait pas dans notre texte, UN SEUL ! Et il a fallu que vous le trouviez et que vous nous fassiez chier. » Fin de la discussion.

Dans ce contexte, et malgré tout le soutien de Mougeotte, plusieurs papiers sur le laboratoire du Mediator ne sont pas parus dans *Le Figaro*. Ils concernent les liens de Jacques Servier avec certains hommes politiques comme Bernard Kouchner, Philippe Douste-Blazy ou encore Jacques Barrot. Comme souvent dans de pareils cas, la solution s'appelle *Le Canard enchaîné*. L'hebdomadaire satirique publie donc nos informations révélant les relations étroites de Servier avec le fondateur de Médecins sans frontières, leurs déjeuners amicaux et le tutoiement du ministre à son aîné. Après un déjeuner de l'été 1998, fidèle à ses habitudes, le patron du laboratoire fait rédiger par ses proches une note de synthèse où l'on lit : Kouchner réaffirme sa bonne entente avec Martine Aubry (sans conviction excessive). « J'ai promis, déclarait-il en fin de déjeuner, de rester calme un an. Ça se termine précisément ce mois-ci... » En conclusion du mémo, on peut lire :

> Plusieurs impressions se sont dégagées – ou ont été confirmées – par ce déjeuner : BK m'a paru beaucoup plus calme, modéré, réaliste, voire modeste que lors de son précédent ministère. Il

> a mûri. Il m'a semblé parfois désenchanté, comme s'il avait éprouvé, pour s'y être plusieurs fois heurté, les limites concrètes de son pouvoir. L'ombre de Martine Aubry est manifeste. On murmure qu'il a sollicité une ambassade prestigieuse, en prévision de l'avenir. À rapprocher des angoisses vécues lorsqu'il avait perdu son précédent portefeuille. J'ai été frappé par une nouvelle et évidente ouverture d'esprit et un appétit de dialogue, dans sa recherche de solutions. Cela est à rapprocher des propos admiratifs qu'il m'avait tenus, il y a trois ans, sur les entreprises privées, leur pragmatisme et leur souci de rentabilité. BK est un libéral qui s'ignore. Son estime pour les laboratoires privés et en particulier pour la réussite du Dr Servier est flagrante.

Après ce déjeuner, Claude Nègre, le collaborateur de Jacques Servier, se fend d'une lettre de château :

> Cher Bernard, au-delà du plaisir personnel que j'ai éprouvé à te revoir lors de ce déjeuner au ministère, j'ai été très sensible à la gentillesse de ton accueil dans lequel je vois l'intérêt que tu portes à notre industrie de Santé et à ton souci d'une concertation favorable à son essor. Nous sommes très conscients des impératifs économiques auxquels tu es confronté mais nous ressentons comme un encouragement ton évidente détermination à préserver les capacités d'innovation, d'emploi et d'exportation qui caractérisent notre industrie. Nous tenons à t'exprimer tout notre espoir de voir tes efforts couronnés du succès qu'ils méritent et dont notre pays a besoin face à la compétition internationale que nous abordons.

Le Canard révèle également la correspondance très fournie entre le ministre de la Santé de Balladur et Raffarin, député-maire de Toulouse, et Jacques Servier. Philippe Douste-Blazy a, pour l'industriel, les mots d'un fils à son père quand le second se plaint de devoir sponsoriser le club de football de la ville de Lourdes et de mettre, un peu trop régulièrement à son goût, la main au portefeuille. On découvre également, dans ces échanges épistolaires, comment Jacques Servier a identifié le jeune cardiologue au tout début de sa carrière politique et misé sur lui comme on le ferait avec un cheval de course pour, plusieurs dizaines d'années plus tard, le féliciter lors de sa prise de fonctions aux Nations unies. Un retour sur investissement, en somme. *Le Canard enchaîné* publie aussi la demande faite par le patron de l'Agence du médicament de l'époque, Jean Marimbert, à Madeleine Dubois, l'ancienne collaboratrice de Jacques Barrot alors ministre de la Santé, pour l'aider à régler le problème du Mediator.

Il y a enfin dans *Le Canard* la feuille d'impôts de Jacques Servier, un papier proposé plusieurs jours plus tôt au chef des « informations générales » du *Figaro* mais qu'il a refusé. Le mercredi, après avoir lu l'hebdomadaire, l'adjoint du service, Jean Chichizola, me glisse avec un sourire malicieux : « Très bien la feuille d'impôts dans *Le Canard.* » Et je lui réponds avec le même sourire : « Je ne vois pas du tout de quoi tu parles. »

Pourquoi Étienne Mougeotte a-t-il laissé passer tous ces papiers ? Après son éviction du journal en juillet 2012, nous sommes restés en contact et nous nous envoyions, de temps à autre, quelques messages. En 2021, en prévision de ce livre, j'ai voulu le voir pour en parler avec lui. Il était déjà très malade et, le 3 septembre, il m'a adressé ce message : « Désolé mais je suis trop fatigué pour un rendez-vous. Je t'embrasse. Étienne. »

Un mois plus tard, il s'éteignait à Paris des suites d'un cancer. Devant son cercueil, à la messe d'enterrement donnée en l'église Saint-François-Xavier, il y avait son frère Dominique et Nicolas Sarkozy.

11

M. Rungis
LE BEAUBOURG DE LA SÉCURITÉ SANITAIRE

« Tu appartiens à quel groupe ? » me demanda-t-on très sérieusement avant ma nomination à l'Agence du médicament comme président de la Commission nationale de pharmacovigilance. Nous étions l'été 1998. Il fallait entendre par là celui des sympathisants socialistes, RPR et autres partis, mais aussi celui des francs-maçons et des Juifs, etc. Avec le « etc. », mon interlocuteur voulait aussi dire des homosexuels. Pour ce genre de poste, il fallait donc, selon son mode de pensée, scrupuleusement respecter un équilibre entre « différents lobbies ». J'étais ébahi. Ce ne fut que le début d'une succession d'étonnements.

Un peu avant cette question déconcertante, le président en exercice évoqua avec moi son départ. Selon lui, son successeur devait être quelqu'un comme moi. J'avais 48 ans, et il me paraissait pourtant impossible d'être choisi à cet âge-là, tous les présidents étant des vieux en fin de carrière. Puis vint le tour de Jean-Michel Alexandre, le directeur de l'évaluation (l'auteur du fameux : « Tu appartiens à quel groupe ? »). Notre entretien m'a beaucoup marqué. Comme j'avais épousé une Israélite, j'étais systématiquement raccroché au « lobby juif », et c'était loin de me déplaire. Après une petite séance d'humiliation dont il était coutumier (il m'avait fait rédiger une sorte de programme puis appelé un week-end pour me dire à quel point c'était nul), *a priori* tout allait bien de son côté.

Ma nomination attendait donc désormais sagement la signature de la ministre, Martine Aubry. Je fus même convoqué pour mon intronisation et je dus faire un Brest-Paris, en catastrophe. Mais, à mon arrivée, Anne Castot me demanda de tout oublier car la ministre avait finalement refusé de signer ; pour cette fonction, elle voulait une femme socialiste. Pendant au moins un mois je n'entendis alors plus parler de la présidence de la pharmacovigilance et, à l'Agence, on m'entourait d'un silence gêné. Le temps pressait. Faute de candidate adéquate, on me recontacta. La ministre avait changé d'avis. Je devins président par défaut, moi qui n'étais pas une femme socialiste mais un homme monarchiste. À l'évidence, ils n'avaient pas trouvé le bon profil.

Avant ma prise de fonctions, mon prédécesseur m'invita à déjeuner. Au restaurant, il m'expliqua souhaiter me présenter des responsables de laboratoires pour établir avec eux une collaboration constructive très utile, en particulier en cas de problèmes graves. Même si j'étais encore naïf à l'époque, cette petite cuisine me parut étrange. Je ne me souviens plus exactement de ma réponse, mais, après ce repas, il n'y eut plus jamais d'autres invitations.

Dans ce dédale d'étonnements digne d'un parcours initiatique, je me rappelle très bien mon premier jour à l'Agence. Après un entretien avec Anne Castot, une question avait semé l'émoi. En effet, avant d'accepter le poste, je m'étais renseigné sur le périmètre des activités du président et, selon moi, il impliquait un engagement à temps quasi complet. Je devais notamment, par ma fonction de représentant de la sécurité, être membre de droit dans différentes commissions et groupes de travail, de quoi m'occuper. Ma requête fut donc simple : « Puis-je voir mon bureau pour pouvoir m'organiser ? » Empreinte de surprise et d'agacement, la réponse fut sans appel : « Ton prédécesseur venait seulement quelques heures avant les réunions pour signer les différents avis et prendre connaissance de l'ordre du jour. » On me l'expliqua avec insistance : il n'y avait pas de place de prévue, d'ailleurs aucun président n'avait jamais eu de bureau et tous ces points seraient discutés à la rentrée de septembre. Pour le dire simplement, cette prise de fonctions commençait mal.

Puis on me fit venir dans les locaux de la pharmacovigilance. À mon arrivée, la secrétaire me demanda de m'asseoir devant un bureau avant d'aller chercher un gros classeur. Elle ouvrit devant moi ce que j'identifiai immédiatement comme un parapheur. Celui-ci contenait au moins une trentaine de documents. Elle me tendit un stylo et, avec beaucoup de déférence, m'invita à les valider. Avec un certain automatisme dû aux séances de signatures des résultats de recherche en laboratoire maintes fois vérifiés mais nécessitant paraphes, je m'apprêtais à apposer ma signature en bas de la première lettre avant de la lire. Mais les premiers mots, « Avis au ministre », me stoppèrent immédiatement. Je tournai quelques feuillets. Tout était du même acabit. Je m'adressai alors à la secrétaire : « Je ne comprends pas, je n'ai jamais vu tout ça. » Elle se voulut rassurante : « Il n'y a pas de problème, vous pouvez signer. Votre prédécesseur faisait toujours ainsi. » Je refusai d'agir de même. Sa réponse me laissa coi : « Ce n'est pas grave, on a déjà signé pour vous et transmis. C'était juste pour la régularisation. » D'ailleurs elle ferma le parapheur, le reprit avant de me congédier d'un : « Vous verrez tout cela avec Mme Castot. » Cette dernière n'étant pas là, je retournai siéger à la Commission d'autorisation de mise sur marché. Ainsi le président de la pharmacovigilance à l'Agence du médicament était-il vu comme une simple caisse enregistreuse, un type tout juste bon à signer, avant transmission au ministre de la Santé, les décisions prises pour lui, par d'autres. Ils voulaient un docile et je venais seulement de le comprendre : j'étais un président fantoche.

La pharmacovigilance s'était installée à Saint-Denis, à l'Agence, en mars 1993. Les fonctionnaires du ministère dévolus au médicament durent alors choisir entre leur position au sein des institutions de la République et partir à l'aventure dans cette nouvelle structure censée être indépendante. Assez peu le feraient, d'abord pour des raisons de prestige mais aussi pour ne pas avoir de comptes à rendre à des hospitaliers ou des universitaires et rester entre hauts fonctionnaires qui, *in fine*, ont toujours eu la main sur cet organisme.

À cette période, le Pr Jean-Michel Alexandre devint, et pour les trente années à venir, l'un des hommes forts du médicament en France. Il fut propulsé directeur de l'évaluation, nouvelle fonction créée pour diriger la mise sur le marché et la sécurité, poste crucial, certainement le plus important dans le domaine. Pour cette dernière activité, il fit le choix de recruter une jeune femme chargée de la pharmacovigilance à l'hôpital Fernand-Widal (Paris 10e), Anne Castot. Cette dernière était dotée d'une mémoire à la précision hallucinante mais n'était pas pharmacologue universitaire. Certes, elle travaillait également au centre antipoison de Widal – à l'époque la référence quasi unique de France –, mais comme simple praticienne hospitalière d'origine clinique. Elle n'était donc pas une « vraie » pharmacologue *in nomine*. D'ailleurs, lors de son audition par le Sénat à propos du Mediator en février 2011, le président de la mission, François Autain, la titilla à propos du suffixe « orex » (benfluorex est le nom de la molécule du Mediator) : il ne comprenait pas comment elle n'avait pas vu sa nature anorexigène. Et lors de cet interrogatoire, Mme Castot, responsable de la pharmacovigilance de l'Europe, lui fit cette magnifique réponse : « Je suis humble, sans aucune prétention à être un grand pharmacologue. » Elle avait fait du médicament toute sa vie, mais non, ce n'était pas là sa principale spécialité !

Si l'on regarde bien, dans l'organisation de l'Agence, il y a fondamentalement plusieurs nœuds de fragilité. À l'origine, et parallèlement au ministère où se réunissait la pharmacovigilance avant 1993, il existait une sorte d'amicale de passionnés de sécurité des médicaments se retrouvant à Créteil. Aujourd'hui, à côté des instances officielles, perdurent (désormais à La Pitié) ces rencontres au sein d'une association des centres régionaux de pharmacovigilance, avec un bureau et une présidence. C'est le refuge de toutes les petites susceptibilités des créateurs de la pharmacovigilance refusant de se fondre dans la nouvelle structure où ils ont la prétention de jouer les contre-pouvoirs et se voient comme les dépositaires de l'orthodoxie. Franchouillards et méthodistes, ces jusqu'au-boutistes de l'imputation des effets secondaires sont élevés au rang de grands prêtres et estiment être les gardiens du temple. Or les mesquines rivalités constituent un frein évident à un fonctionnement innovant et performant. Président de commission, j'assistais souvent à leurs réunions et ressentais toujours une sorte de malaise, tant elles étaient le lieu des rancœurs contre le système, si bien que, du fait de mes fonctions, je focalisais cette agressivité. En fait, dans ces rencontres inutiles et stériles, il ne se passait rien, les dissidents de la pharmacovigilance nageaient la brasse coulée dans la naphtaline. Mais on avait la juxtaposition d'une structure privée avec une instance officielle. Bien entendu, toutes deux ne se parlaient pas, mieux, chacun passait son temps à dézinguer le travail de l'autre. La pharmacovigilance réelle se faisait à l'Agence, au comité technique.

À Saint-Denis, ce dernier était institutionnalisé. Ses membres étaient les directeurs des centres régionaux de pharmacovigilance ou leurs représentants. Il faut l'avoir à l'esprit, les directeurs de centre sont souvent des universitaires : ils travaillent pour l'industrie et réalisent leurs activités institutionnelles à leur rythme, avec des privilèges dont ils sont farouchement jaloux : ils sont les seuls fonctionnaires à ne pas avoir d'obligation de service et, cerise sur le gâteau, ils délèguent souvent le travail de recueil d'effets secondaires et d'analyse de données à des petites mains. Ces dernières, pour informer les chefs de leurs trouvailles, doivent patiemment attendre la réunion de service ou, mieux, prendre rendez-vous auprès de la secrétaire. Un système formidable dans lequel, finalement, les chefs ne sont ni responsables ni sur le terrain.

Le comité technique était animé par le président de la Commission nationale. Le rôle de cette structure de veille de sécurité et d'étude de dossiers était de détecter des problèmes lors de l'utilisation de médicaments après leur commercialisation, de faire des synthèses, de préparer en quelque sorte le travail de la Commission nationale. Cette dernière se réunissait de façon occasionnelle quand un problème relevé par le comité technique nécessitait une décision de santé publique. Puis, elle proposait un avis devant être validé par la Commission d'autorisation de mise sur le marché. Enfin, le dossier était transmis au directeur pour prise de décision. Certes en cas d'urgence, celui-ci pouvait être saisi lors de chacune des étapes précédentes, mais cela relevait de l'exceptionnel. Nous étions devant la façade d'une usine à gaz, un Beaubourg de la sécurité sanitaire.

Les réunions des deux instances suprêmes de sécurité du médicament – le comité technique et la Commission nationale – étaient confidentielles. Elles avaient lieu au rez-de-chaussée de l'Agence, dans la grande salle. Y siégeaient le président, sa collaboratrice, une évaluatrice pharmacienne de l'Agence, Anne Castot et, de part et d'autre, des évaluateurs changeant en fonction du sujet. La plupart des centres étaient représentés par des petits, au mieux, des praticiens hospitaliers, quelquefois de simples vacataires. Cette absence des grands responsables de la pharmacologie montre le peu de considération pour la sécurité des médicaments de ceux qui tiennent le haut du pavé de la discipline. Anne Castot tenterait de faire siéger ces notables, en vain. Ces messieurs (ce sont souvent des hommes) font de la grande recherche expérimentale et estiment, par conséquent, n'avoir pas de temps à perdre avec cette cueillette et ce tri d'effets indésirables, gouvernés administrativement par une simple praticienne hospitalière.

Comprendre cette situation est essentiel car la gestion de la sécurité assurée par cette assemblée de petits gabarits et seconds couteaux constitue l'une des explications de la mollesse de la structure, les autres membres du comité technique étant des petits professeurs ou des sans-grade selon la vision hiérarchique des CHU. Bien sûr, des pointures sont présentes mais minoritaires et, surtout, personne, même le plus capé, ne va jamais contre Anne Castot et le Pr Jean-Michel Alexandre. Personne n'ose les contredire.

Le déroulement de la séance est, comme toujours dans cet univers, très codifié. Au menu : les informations générales, les enquêtes et le tour de table. Les premières restituent ce que l'on veut bien nous dire des réunions au ministère ou à l'Agence européenne du médicament. Le Pr Jean Royer représentait la France au sein des instances qui se mettaient en place en Europe au milieu des années 1990. Puis ses successeurs eurent le même sort que le roi d'Angleterre face à son Conseil des ministres anglophones : George Ier, monarque d'origine allemande ne comprenant pas l'anglais, cessa d'assister au Conseil des ministres. Une situation similaire s'est produite en pharmacovigilance : les présidents étant pour certains sans aucune connaissance de la langue de Shakespeare ont ni plus ni moins cessé de participer aux réunions à Bruxelles puis à Londres. Alors Mme Castot a représenté la France en Europe, ce dont elle était d'ailleurs très contente. Placer dans les institutions internationales du médicament une personnalité ne faisant d'ombre à personne est toujours utile.

Après les informations données par la cheffe venait le grand moment du tour de table, soit l'heure, pour chaque centre, de faire état de ses performances, autrement dit d'étaler le nombre d'observations d'effets indésirables établies par ses soins, critère de qualité numéro un du classement des centres de pharmacovigilance. Récupérer les cas relevait de la religion d'État et le challenge narcissique entre centres consistait à récolter le plus grand nombre de déclarations. Ni la qualité ni la pertinence n'importaient. En technique de détection, on appelle cela « gérer du bruit de fond ». Le tour de table se résumait donc à un festival ronronnant des effets indésirables. Très rares étaient les experts capables de faire émerger de ce marécage les événements essentiels, les véritables alertes de santé publique. Dans ce brouhaha, le bruit étouffait l'urgence. Et malgré les efforts faits par un petit groupe pour promouvoir la hiérarchisation sur la quantité, cette vision ne s'imposerait jamais. On resterait toujours dans une société primitive, pêche, chasse, cueillette. Comble de l'ennui, le tour de table s'éterniserait au fil des séances parce que pour tous les petits acteurs de terrain présents à ce comité technique, c'était la seule façon de se faire un tantinet remarquer.

Ce moment passé arrivaient les enquêtes. D'abord les officieuses, déclenchées sur un bruit mais sans prévenir le laboratoire. Les palabres consistaient à savoir s'il fallait les officialiser, autrement dit avertir officiellement l'industriel et commencer à discuter avec lui. Tout était réglé à la lettre, on était dans le légal, et le non-respect minime d'une étape prévue risquait de faire annuler en justice la moindre décision prise par l'Agence. On n'avait d'ailleurs de cesse de nous le rappeler, une telle situation signifiant l'horreur absolue, pardon, le déshonneur. Venaient ensuite les enquêtes officielles – entendons-nous bien, pas forcément les présentations finales. Les enquêtes prenant un temps fou, la plupart du temps, on faisait juste des points de situation. Le processus était donc d'une lenteur extrême, d'une complexité colossale. Et ce n'est pas tout.

Avant le passage en Commission nationale s'organisait dans une petite une salle – et une ambiance intime – un moment unique de la pharmacovigilance française : la réunion dite de concertation, en présence du président, d'Anne Castot, de quelques collaborateurs, du centre chargé de l'expertise du dossier et des représentants du laboratoire concerné. Objectif : proposer à la Commission nationale une solution pour corriger les « soucis » observés avec un médicament. En l'occurrence, toute une panoplie de mesures est possible, la plus radicale étant, bien sûr, l'arrêt de sa commercialisation. Mais on pouvait aussi se limiter à diminuer sa posologie ou à restreindre son accès en le réservant à certains malades, comme Servier l'avait demandé pour sauver le Mediator. Lors de cette réunion, il convenait d'arriver à une position unique entre l'autorité de santé et l'industrie pharmaceutique, le fameux compromis. La séance durait peu de temps puisqu'en réalité toute la procédure avait été réalisée en amont avec les industriels en suivant la bonne règle de l'entente cordiale. Le deuxième acte de cette tragicomédie pouvait enfin avoir lieu, avec la Commission nationale de pharmacovigilance, autrement dit la grand-messe.

Si j'étais méchant, je dirais qu'il s'agissait d'une instance de presque-décision, avec un univers très étrange. Bien qu'elle traitât de pharmacovigilance, l'assemblée n'était pas composée d'experts dans le domaine mais de médecins, pharmaciens, institutions, syndicats, célébrités du monde scientifique médical (indispensables pour la réputation), fonctionnaires du ministère, sans oublier quelques amis du président. Quand les responsables de l'unité composeraient la commission dont j'étais président, on me demanderait si j'avais envie de faire nommer certaines personnes en remerciements de services rendus. Et, comme on était dans la transparence relative et sélective, il y avait, bien sûr, un représentant du syndicat de l'industrie pharmaceutique. En revanche, les associations de patients, elles, ne seraient représentées que très tardivement, soit après le Mediator. Étaient aussi présents des centres de pharmacovigilance, choisis parmi ceux du comité technique, dont la sélection se révélait, évidemment, hautement politique tant siéger à la Commission nationale s'apparentait à une récompense.

On retrouvait donc là les grands récolteurs d'effets secondaires à condition qu'ils soient bien sages et, ce qui coule de source, bien considérés par les grands chefs.

Le rôle officiel de la Commission était de faire de la politique de santé publique. Problème, tout ce petit monde, du fait de sa nomination, se sentait devenu super compétent dans tous les domaines techniques. Et comme le « je sais tout » est une pathologie fort contagieuse, en devenant membre, les étrangers aux professions médicales avaient, eux aussi, eu la révélation et se muaient volontiers en super-experts. Résultat : tout le système fonctionnait de travers.

Au milieu de ce bazar, il y a eu, pendant des années, l'influence des industriels. Car ces nobles institutions, ces grands professeurs siégeant comme experts à l'Agence du médicament entretenaient, en coulisses, d'obscurs liens de partenariat avec les laboratoires. Lorsqu'il n'y avait plus de questions pour les industriels, ceux-ci devaient sortir. La Commission commençait alors à discuter. Les débats étaient bien longs puisque chaque représentant d'une coterie se croyait obligé d'apporter une contribution de façon à marquer son territoire. Puis, quand tous les ego se trouvaient repus, un vote était organisé sur un avis dont chaque mot avait été soigneusement pesé. Une obsession du verbe et de la mesure nécessaire car il fallait impérativement trouver un mode d'expression ne laissant aucune place à la liberté d'interprétation. Restait encore une étape pouvant tout remettre en question – comme on le verrait dans l'affaire du Mediator –, le passage en Commission d'autorisation de mise sur le marché, l'AMM étant le nirvana, le *nec plus ultra* de l'aristocratie de l'expertise.

À ce maelstrom se greffait un autre facteur de ralentissement considérable de la prise de décision. La déclaration des effets indésirables est laborieuse alors même qu'elle est obligatoire (c'est la loi) pour tous les soignants, pharmaciens d'officine compris. Or le corps médical est, du fait de sa formation quasiment inexistante en ce domaine, incompétent en matière d'effets secondaires et, de ce fait, trop souvent effrayé par la pharmacovigilance. Beaucoup de médecins vivent ainsi la survenue d'un effet indésirable avec culpabilité. Ils ont prescrit une molécule, c'est donc leur faute si leur malade, au lieu d'aller mieux, présente une pathologie supplémentaire en conséquence de leur action. J'ai parfois été obligé de réconforter des collègues ne supportant pas la survenue d'un accident médicamenteux. L'un des moyens de défense de la communauté médicale est alors de nier le problème et la déclaration ne s'en voit que retardée.

Entre les médecins non formés au monde merveilleux du médicament et encore moins à leurs effets secondaires et l'Agence, véritable millefeuille empilant réunions et commissions dans une perte d'énergie et de décisions frisant l'absurde, on comprend comment, pour un sujet aussi crucial que la sécurité des produits de santé, nous étions très loin d'une intervention d'urgence des pompiers avec sirène. Le médicament était, en fait, régi par de petits boutiquiers très sûrs d'eux qui géraient du papier – certes en s'agitant et en s'affrontant –, mais sans se presser, afin de ne pas commettre d'erreurs perturbant inutilement le marché... ou contrariant un sponsor. Tout était prêt pour laisser la place à des désastres sanitaires tels que le Mediator. Avec le recul, je me demande même comment il n'y en a pas eu beaucoup plus. Un miracle ? En réalité, je pense qu'il y en a nécessairement eu d'autres, mais qui sont passés inaperçus. Tous les scandales n'ont pas leur Irène Frachon.

12

« ON PEUT S'ARRANGER ! »

« Si elle nous emmerde autant, c'est sûr, elle a pris du Mediator. » Ainsi parlaient, au plus fort de la crise sur la pilule de Servier, soit entre 2010 et 2012, certains cadres de l'Agence française du médicament. Cette phrase comme d'autres du même acabit m'ont régulièrement été répétées par mes sources au sein de l'autorité chargée de la sécurité sanitaire. C'était même devenu un gimmick. Si *Le Figaro* sortait des informations et publiait des papiers, c'était évidemment et uniquement car j'étais concernée de près. C'est vrai, pour quoi d'autre ?

Dans le journalisme, renvoyer la « faute » sur l'émetteur est classique et nous l'entendons souvent. Le sujet de l'article, pour se dédouaner de tous ses manquements, rejette son courroux sur la presse. On m'a rapporté de la part de l'Agence le fameux « elle a pris du » pour la Depakine, le Levothyrox et je ne sais plus quelles autres molécules sur lesquelles nous avons écrit. L'antienne revenait. Puis, au moment de l'essai clinique mortel de Rennes, en janvier 2016, il leur avait fallu se rendre à l'évidence : je ne faisais pas partie des malheureux testeurs du produit destiné au système nerveux central.

Mené pour le compte du laboratoire portugais Bial, l'essai s'était terminé dans des circonstances dramatiques, un mort étant à déplorer et plusieurs patients souffrant de lésions neurologiques graves. Dans cette affaire, l'Agence avait autorisé un protocole d'essais discutable et nous la mettions régulièrement en cause. À cette occasion, l'un de ses membres éminents avait promis de m'envoyer « une bombe » (*sic*) à mon domicile.

Rejeter sur le journaliste et ses prétendues motivations personnelles une obstination à débusquer la vérité est fréquent mais plus encore quand il s'agit de femmes. Elles sont nécessairement « hystériques », « excitées », débordées par les tâches ménagères. Je me souviens de la remarque d'un professeur, membre du conseil scientifique mis en place par Emmanuel Macron pour la gestion de l'épidémie de Covid. Après l'avoir contacté un jour de décembre, je l'avais trouvé occupé et il devait me rappeler plus tard dans la journée. Quand il l'avait fait, c'était à mon tour de ne pas être disponible, aussi, je lui avais téléphoné peu après. Il avait alors eu cette phrase : « C'est bon ? Vous avez fini vos courses de Noël ? »

L'autre reproche entendu est de faire d'une enquête une affaire personnelle, parce que vous auriez consommé le médicament en question (c'était faux), parce qu'un membre de votre famille l'aurait pris (encore faux), parce que... Il y aurait finalement toujours une raison différente du fait que le journaliste fasse simplement son travail. Les attaques personnelles, le discrédit, la déviation du tir constituent le tiercé gagnant.

Un jour de 2016 ou 2017, une source me joint. Elle vient d'assister à une conférence au Celsa (l'École des hautes études en sciences de l'information et de la communication) dans ses locaux de Neuilly. Et en sort estomaquée. L'établissement, département de la faculté des lettres de la Sorbonne, a convié un intervenant extérieur pour un cours sur la gestion de crise. L'invité, salarié du service de communication de l'Agence du médicament, parle devant son auditoire d'une race particulière de journalistes, ayant « un problème personnel avec l'Agence et qui cherchent à se venger ». Se venger de quoi ? Mystère. Mais, devant le parterre d'élèves présents, en illustration de son propos, le monsieur en question donne mon nom. « Je m'en souviens bien, il était plaintif, il allait pleurer. À l'écouter, il était victime de méchantes personnes. Son discours m'a marquée tant je trouve gonflé de reprocher à des journalistes de faire leur travail d'enquête. C'était déplacé, *a fortiori*... dans une école de journalisme ! *Grosso modo*, il nous disait : ne faites pas votre boulot. De tous les intervenants, il est le seul à avoir reproché à la presse de faire de l'investigation. »

L'ANSM ne s'est pas limitée à ces pratiques. Dans un mélange des genres particulier, Paul Benkimoun, alors au service « sciences-médecine » du journal *Le Monde*, confia à une source qui me l'a rapporté « aider Dominique Martin » (*sic*), à l'époque directeur général de l'établissement[1]. Un propos confirmé par deux membres de l'Agence. « Ils avaient une très grande proximité »,

1. Paul Benkimoun a répondu à l'auteure le 14 juillet 2022 : « Je ne vois pas comment j'aurais pu employer ce terme et quand bien même je l'aurais fait, je ne vois pas comment cela n'aurait pas été de manière ironique. Je n'ai jamais eu le goût de jouer les coaches. En revanche, j'ai toujours eu pour principe, lorsqu'il me semble qu'un de mes interlocuteurs commet des erreurs ou des fautes, de le lui dire, simplement et directement. Est-ce que cela les "aide", ce serait à eux de le dire. De là à supposer qu'il s'agisse de "conseils", je laisse les journalistes qui n'ont jamais donné leur opinion à un interlocuteur me jeter la première pierre. »

atteste une troisième salariée à Saint-Denis et proche de Dominique Martin. Le haut fonctionnaire avait été conseiller technique de Bernard Kouchner avant de diriger, de 2002 à 2011, l'Office national d'indemnisation des accidents médicaux (Oniam), celui qui sera chargé des victimes du Mediator. Et de *media training,* il en avait besoin ! Dans *Le Figaro* du 27 juin 2014, juste avant sa nomination à la tête de l'Agence, Damien Mascret écrivait à son propos :

> Auditionné le 17 février 2011 par la commission Mediator du Sénat, il avait répondu à la question de la sénatrice Marie-Thérèse Hermange « Est-ce que le système de pharmacovigilance peut être amélioré ? » : « Sur cette question, je n'ai aucune compétence. » Inquiétant s'agissant d'une mission au cœur de la nouvelle Agence. Lors de cette même audience du Sénat où il a été interrogé sur le montant prévisible des indemnisations liées au Mediator, il avait jeté un froid en précisant : «Je m'excuse de ce propos un peu limite mais les décès sont moins chers à indemniser que des personnes qui sont vivantes et ont des préjudices économiques importants pour la famille. »

Quelque temps plus tard, au moment de l'essai clinique mortel de Rennes, en 2016, *Le Figaro* pointait régulièrement les erreurs de communication de Dominique Martin, tout comme Mediapart, sous la plume de Michel de Pracontal. Nos révélations nous avaient même valu le chic qualificatif de « presse ennemie », par opposition à la « presse amie », un vocable digne du journal de la Ligue communiste révolutionnaire. Le 24 février 2016, avec Damien Mascret, nous signions un article dans *Le Figaro*, « Biotrial : de nouvelles révélations troublantes dans l'essai clinique de Rennes ». Nous expliquions notamment comment l'Igas avait rendu un rapport ménageant à la fois les autorités sanitaires et l'industriel. Nous racontions également comment l'Agence ne distillait que des « bribes d'information », par exemple sur la localisation cérébrale des lésions causées par la molécule mais aussi comment, lors des essais menés sur les animaux avant de tester le produit sur l'homme, deux chiens étaient morts, une réalité, là encore, non communiquée par l'ANSM. Suite à ce papier sorti le même jour que des révélations de Mediapart, tous deux étayés par des documents confidentiels internes à l'Agence, celle-ci organisa une conférence de presse pour nous répondre mais sans inviter *Le Figaro* ni Mediapart. Et, bien sûr, sans montrer aux autres médias les documents évoqués dans nos deux titres.

Interrogé sur cette démarche posant pour le moins question quant à la façon dont un établissement public considère la liberté de la presse, le service de communication de l'ANSM nous avait répondu sans rire : « Vous deux, on vous prendra à part. » Ambiance. Des confrères, venus au rendez-vous sans s'offusquer publiquement de notre absence ni la signaler à leurs lecteurs, relayèrent les démentis : à leurs yeux, la parole de l'institution en charge de la sécurité sanitaire était d'évangile[1]. Ainsi, le 25 février 2016, *Le Monde* publia-t-il un papier (« Essai clinique de Rennes : l'ANSM conteste tout manque de transparence ») en donnant largement la parole à Dominique Martin. Le tout, sans distance

1. Paul Benkimoun a répondu à l'auteure le 14 juillet 2022 : « En février 2016, l'ANSM avait convié la presse à une rencontre avec les personnes concernées par le dossier à l'agence mais Dominique Martin avait écarté de cette invitation *Le Figaro* et Mediapart. Immédiatement après les mots d'introduction de Dominique Martin, j'ai été le seul journaliste à protester contre ce boycott. Chacun a sa conception de la meilleure réponse mais cela aurait relevé d'une drôle de manière de l'"aider" et de protester publiquement contre ses pratiques devant tous nos confrères et consœurs, surtout quand ces derniers restaient muets. »

critique et sans préciser la proximité de Paul Benkimoun avec le directeur général.

Le premier, par ailleurs président de la société des journalistes – instance en charge de la déontologie – de son quotidien, avait établi des rapports de connivence avec l'Agence française du médicament depuis plusieurs années. Il avait été, durant une décennie, en plus de ses fonctions en presse écrite quotidienne, professeur associé à l'université Bordeaux II dont le président était le Pr Bernard Begaud, expert très influent de la même agence. Notre camarade enseignait dans le cadre du master « Histoire, philosophie et médiation des sciences » et dans le parcours de préparation aux concours des écoles de journalisme à Sciences Po Bordeaux. Il avait même été responsable du volet « Communication sur les risques liés aux médicaments » au sein du master européen sur la pharmaco-épidémiologie impulsé par l'université de Bordeaux.

Toujours dans le cadre de l'essai clinique mortel de Rennes, le comité d'experts (Mediapart les dira « de complaisance ») désignés par l'ANSM était présidé par Bernard Begaud, ami personnel de Paul Benkimoun. Les sachants dédouanèrent leur agence et rendirent un rapport opportun : la molécule était responsable du drame mais pas l'autorité ayant validé le protocole. Benkimoun relaya les conclusions[1] en signant un papier dans *Le Monde* et mentionnant, cela va de soi, le président de l'université qui l'avait embauché à Bordeaux mais sans indiquer, là encore, les liens d'intérêt entre les experts et l'institution, ni les siens avec Begaud. Le journaliste publia aussi, en septembre 2020, un article

1. Paul Benkimoun, « Essai clinique de Rennes : la mort d'un volontaire "clairement liée à la molécule testée" », *Le Monde*, 19 avril 2016.

hagiographique dans le quotidien du soir à l'occasion de la sortie de l'ouvrage de son ami, présenté comme « pionnier en France de l'épidémiopharmacologie ». Il écrivit : « Il serait dommage que ce livre pertinent, pugnace et argumenté soit une victime collatérale de la pandémie de Covid-19 [...]. Bernard Begaud dénonce la situation d'incurie qui prévaut dans le monde singulièrement en France en matière de médicament[1]. » Enfin, Paul Benkimoun a signé avec Didier Tabuteau, premier directeur de l'Agence du médicament de 1993 à 1997, *Les Nouvelles Frontières de la santé*[2], ouvrage à quatre mains. À son propos, l'ancien journaliste du *Monde* nous explique : « J'ai, là encore, une relation que l'on peut qualifier d'amicale. Elle n'a été aucunement dissimulée, ni vis-à-vis de ma hiérarchie (jusqu'au niveau de la direction de la rédaction) ni vis-à-vis de mes collègues. Comme pour Bernard Bégaud, je me suis le plus souvent déporté afin que ce soient mes collègues qui interrogent un interlocuteur qui est aussi un ami. Lorsque je ne me suis pas déporté, c'était uniquement après en avoir discuté dans mon service. »

Ainsi, dans les soubresauts que constituaient les révélations sur les manquements nombreux et répétés de l'Agence, les contrefeux ne venaient-ils pas uniquement de l'établissement ni des laboratoires mais de certains « confrères » aux amitiés à mes yeux problématiques. Entre nous, il y avait en fait deux conceptions du journalisme et de la vérité que nous devons à nos lecteurs.

1. Réponse de Paul Benkimoun à l'auteure le 14 juillet 2022 : « Je n'étais plus membre de la rédaction du *Monde*. Mes collègues étant un peu surchargés avec la couverture de la pandémie de Covid-19, le responsable de l'équipe "sciences-médecine" m'a proposé de la rédiger. »

2. Paris, Jacob-Duvernet, 2006.

Un jour de 2012, plusieurs sources demandèrent à me rencontrer pour me prévenir *de visu* : depuis peu, des téléphones, dont le mien, étaient « surveillés ». Il ne s'agissait pas des écoutes légales mises en place par les magistrats chargés d'une instruction judiciaire mais de captations sauvages, réalisées par des officines, ces entreprises de sécurité spécialisées dans l'espionnage. À l'époque, il y en avait environ 70 en France, de la petite du coin de la rue (l'une d'elles se trouvait d'ailleurs à quelques encablures du *Figaro*) aux plus grandes. Elles œuvrent souvent pour des grands groupes et, sous couvert d'intelligence industrielle par exemple, se livrent pour certaines à quelques barbouzeries. Parfois, d'anciens militaires ou flics à la retraite reconvertis dans un business lucratif s'adonnent à des écoutes, bien sûr, mais aussi à des filatures ou des cambriolages à domicile, comme c'est arrivé à plusieurs copains journalistes, dans le but de faire peur, de « prévenir ». En somme, ce sont de « simples » visites puisque souvent rien n'est dérobé. On vous fait juste savoir qu'on sait où vous habitez : on allume votre ordinateur et on le laisse ouvert, bien en évidence, pour signifier : « On n'est pas loin. » Comme la scène où De Niro regarde son interlocuteur avec ce va-et-vient des deux doigts de la main devant les yeux pour faire comprendre à celui-ci : « Toi, je te surveille. »[1] Reste que cette histoire d'écoutes téléphoniques m'a compliqué la vie. Car il me fallait trouver d'autres solutions pour parler à mes sources. Alors nous nous donnions des rendez-vous pour échanger discrètement. Je m'en étais ouvert en pleine rue à un grand flic de la Brigade criminelle que j'aime bien. Nous marchions pour parler,

1. Dans *Mon beau-père, mes parents et moi* de Jay Roach sorti en 2004 avec Ben Stiller, Barbra Streisand et Dustin Hoffman.

comme autrefois les habitants de l'ex-Union soviétique, et il m'avait avertie : « Jamais tu ne sauras qui t'écoute. Les officines, sont généralement impossibles à tracer. Tu as deux solutions : ou tu y penses et ça te paralyse, tu arrêtes ton enquête ; ou tu décides de t'en foutre, fais comme si de rien n'était, continue, mais avec une utilisation *a minima* de ton téléphone. » J'avais décidé de traiter la menace par le mépris, de ne pas y croire. Mais on est toujours rattrapé par la réalité.

Dans les différentes pressions subies pendant l'affaire du Mediator, je me souviens notamment d'un harcèlement qui dura environ deux ans. C'était quelques mois après mes premiers papiers. Un blog sur Internet parlait exclusivement de Servier et défendait systématiquement le laboratoire. Le décompte du nombre de morts réalisé par la Caisse d'assurance maladie ? Biaisé, mal fait, orienté. Les billets promouvaient d'autres décomptes, établis par la firme et bien sûr, beaucoup plus favorables. Puis, un jour, les attaques se firent personnelles, le blog donna mon nom et alla plus loin sans pour autant jamais donner de preuves. Forcément : j'étais payée par des concurrents de Servier, Lilly et Glaxo, dans le but de détruire l'entreprise française. Le tout exprimé sur un ton agressif dans des posts, bien sûr, anonymes. Un médecin très actif sur les réseaux sociaux, le Dr Dominique Dupagne, débusqua la supercherie et demanda au blogueur de dévoiler son identité. Ce dernier finit par livrer un nom et assura être journaliste. Mais la Commission de la carte des journalistes professionnels, contactée, ne trouva dans ses fichiers personne correspondant au patronyme énoncé. Le blog continua donc à distiller son venin régulièrement. Les auteurs de la barbouzerie avaient particulièrement bien référencé mon nom, puisqu'en le tapant sur Internet on pouvait voir, dès les premières occurrences, les papiers dénigrants dudit blog.

Le *must* fut atteint en 2012. *Le Figaro* proposait alors à ses journalistes désirant quitter la rédaction de bénéficier d'une clause de cession, système financier spécifique avantageux mais limité dans le temps. À cette époque, j'avais contacté et rencontré le patron d'un autre journal ; il avait voulu me voir même si, tout compte fait, le transfert n'a jamais eu lieu. Ce rendez-vous, les interlocuteurs rencontrés, le lieu étaient connus uniquement de lui et moi mais, quelques jours plus tard, ils firent l'objet d'un article détaillé sur le blog en question. La mise sur écoute n'était donc en rien une fable. J'en eus confirmation un peu après, quand le blog dévoila des détails, de ma vie personnelle cette fois, qu'il ne pouvait connaître qu'en écoutant mes conversations téléphoniques ou en me suivant. À partir de ce moment, je décidai d'utiliser mon portable uniquement pour les choses courantes. Le blog persista. Durant mon congé maternité, il écrivit que je ne signais plus dans *Le Figaro* car j'avais été « mise au placard », en punition du Mediator. Comme, avec la direction du journal, nous avions décidé de ne pas donner de visibilité au courageux anonyme et donc de ne pas l'attaquer en justice, il maintint et moi je ne fis rien. Et, un jour, il n'y eut plus de papier et le blog disparut dans les limbes d'Internet. Aujourd'hui, il n'est plus en ligne. Je n'ai jamais découvert qui en était l'auteur.

Une autre fois, ce fut une visite au journal. Un homme assurant avoir longtemps travaillé pour Servier avait demandé à me voir. Nous nous étions retrouvés en bas du quotidien, au bar de l'hôtel situé juste en face, le Millennium Paris Opéra. Mon visiteur semblait crapoteux mais les crapoteux peuvent avoir des infos, aussi, on ne se prive pas, par principe, de les rencontrer. Mais, avec lui, très nerveux, un peu agressif, tenant des propos qui me semblaient incohérents, suspects, j'avais un mauvais pressentiment. Il prétendait être un ancien militaire et avoir longtemps trempé dans la barbouzerie. Nous avons discuté deux bonnes heures mais son discours n'étant pas précis, à un moment il fut fâché de me voir sceptique. Et quand nous nous quittâmes sur le trottoir, il me dit : « Vous devriez faire attention. » Puis il fila. Attention à quoi ? Au moment de traverser la rue Laffitte, une voiture blanche grilla le feu et s'engouffra à toute allure sur le passage piéton, me manquant de peu. Était-ce de cela qu'il parlait ? Les voitures roulent vraiment comme des dingues à Paris, pensai-je en remontant au journal. Hasard, menace ? Comme pour les écoutes téléphoniques, je ne voulais pas y croire.

Plusieurs mois plus tard, je me trouvais à la maternité quand mon portable sonna. Lucy Vincent, la porte-parole de Servier, voulait prendre de mes nouvelles. Un appel qui m'étonna, puisque nous n'avions aucun lien de proximité. Le coup de fil fut bref, elle demanda où je me trouvais pour me « faire livrer un cadeau de naissance ». Je ne répondis évidemment pas, disant juste : « Merci mais non » avant de raccrocher. Je ne sus jamais si elle était au courant de mon état et je ne cherchai pas à le savoir. Ne pas se laisser paralyser, comme avait conseillé le flic de la Criminelle. Mais quand les sages-femmes proposèrent de mettre le bébé à la pouponnière pour me laisser dormir, je m'entendis dire, comme dans un cri : « Non ! » Lorsque la peur nous submerge, il est toujours difficile de déterminer les éléments relevant de son propre fantasme, de ses craintes les plus enfouies et de la réalité objective du danger. En l'absence de nature paranoïaque, un tel climat de défiance ne s'installe généralement pas tout seul ; il prend ses aises malveillantes à cause d'un écosystème propice, une foule de petits riens en apparence anodins qui, mis bout à bout, forment, au fil du temps et à cause de leur répétition, une suspicion argumentée. Certains diraient légitime.

Des semaines plus tard, je me promène avec la poussette le long de la Seine. C'est l'hiver, il fait très froid, le vent du Nord souffle par rafales, j'ai les mains gelées. Mon portable vibre. SMS d'un copain, journaliste alors à *Libération*, Yann Philippin. Lui aussi a beaucoup travaillé sur le Mediator. Il me conseille de regarder *Le Figaro* du jour et me donne un numéro de page. Je m'assois sur un banc, me branche sur le site du journal pour me connecter à la version papier. Et tombe sur ce dont me parlait Yann, à savoir une pleine page de publicité pour la remise du prix Pasteur-Weizmann-Servier, distinction assortie d'un montant de 250 000 euros décernée à un chercheur, médecin ou scientifique, « pour sa contribution majeure à une découverte biomédicale déterminant une application thérapeutique majeure ». Comme l'industrie pharmaceutique ne peut faire de réclame directement pour ses molécules, elle trouve d'autres moyens. Les laboratoires réalisent par exemple pour la télévision des spots vantant les mérites des génériques en général et non en faveur de l'un de leurs produits en particulier. Là, pour avoir son nom favorablement présenté dans un journal généraliste, et *a fortiori* le quotidien qui lui pourrit la vie depuis des mois, Servier s'est offert le luxe – et le plaisir – d'une pleine page. Par provocation j'envoie aussitôt un message à Lucy Vincent, qui dit en substance : « Merci d'acheter de la pub à mon journal, grâce à vous je vais pouvoir être augmentée cette année. » Elle me rappelle immédiatement et nous discutons quelques minutes. À sa question sur la date de fin de mon congé maternité, je lui réponds avec sarcasme : « Je reprends dans trois semaines et, vous allez être contente, je suis très en forme ! » Elle marque un long silence, n'appréciant visiblement pas la plaisanterie. Le froid me piquant terriblement les mains, pour terminer la conversation et pouvoir enfin les glisser dans mes poches, j'ajoute : « Je reviens dans trois semaines, sauf si je gagne au loto avant. » Il s'agit d'une boutade, une blague usée jusqu'à la corde à force d'être faite chaque soir avant de quitter la rédaction : « À demain, sauf si je gagne au loto ce soir. » Mais là, au lieu des regards las et blasés de mes collègues fatigués d'entendre ma galéjade, la porte-parole de Servier me répond : « Vous savez, on peut s'arranger. » Interloquée, je mets immédiatement fin à la conversation[1].

Les confrères, dont Philippin ou Pracontal à qui j'ai rapporté cet épisode, se sont toujours posé cette question : combien le labo était-il prêt à mettre ? Ils en étaient sûrs, si j'avais dit banco, on m'aurait proposé quelque chose. Moi, j'ai toujours cru à un simple trait d'esprit.

1. Contactée, Lucy Vincent n'a pas répondu à nos nombreuses sollicitations.

13

M. Rungis
À L'IGAS

Au début, c'était une rumeur. Qui en était ? Puis, petit à petit, tout se précisa et vinrent les noms, les dates, les horaires. Pour tous ceux de la liste, il y avait une grande interrogation et pour moi, beaucoup d'angoisse.

L'Inspection générale des affaires sociales est l'équivalent pour la santé de l'IGPN, la police des polices. Quand elle débarque dans un commissariat, elle donne l'impression de recréer l'ambiance de Sodome et Gomorrhe ; à sa vue, chacun est transformé en statue de sel. Mais prendre la posture du justicier n'est pas sans risque, il faut en être conscient, ce travail expose son auteur. Or parmi les Igas croisés au cours de mon existence, un certain nombre se considère comme injugeable par le commun des mortels. Ce corps de fonctionnaires est aussi une débauche de célébrités passées, et, pour certaines, complètement oubliées. Un cimetière des éléphants. En voyant certains noms, on le comprend aisément, être propulsé là peut correspondre à un enterrement doré. Une nomination à l'Igas s'apparente, pour les courtisans rêvant de cabinets ministériels et de pouvoir sous les dorures et les privilèges Ancien Régime de la République, à une sorte de pantouflage, une zone de repos avant de regagner, peut-être, les feux de la rampe.

Mon audition à l'Igas était programmée aux alentours de Noël 2010. Comme j'avais été en fonction à des dates importantes de l'histoire du Mediator, j'étais très inquiet. Je n'en parlai à personne. Un ami, ancien conseiller ministériel m'avait prévenu : les inspecteurs ne sont pas (toujours) là pour la vérité mais pour trouver des coupables, des « fusibles » afin de reprendre son expression.

Je ne pouvais pas une seconde imaginer me couvrir de déshonneur en adoptant un système de défense consistant à jouer les imbéciles. Dans ma famille, on assume. La lâcheté, la petite cuisine de compromis sont méprisables. Que faire alors, si l'on est impliqué dans une affaire aussi dramatique ? Le Mediator était responsable d'un nombre de morts impressionnant. Depuis quelques mois, je traversais une immense période de doute. Avais-je fait correctement mon travail ? Avais-je manqué un élément me permettant de mettre un terme à l'utilisation d'un produit inefficace et mortel ? Une faute non par intérêt financier ni corruption, personne ne m'avait acheté. Il n'empêche, sans cesse je m'interrogeais. Et si, dans le tourbillon fou de ma vie, hyper-occupé à toutes sortes d'activités médicales, musicales, universitaires puis abattu par l'irruption de la maladie avec mon infarctus en 1999, j'avais négligé une information ? Moi le fier-à-bras se vantant de débusquer, dans les parfois 10 000 pages de dossier déposées par un laboratoire pharmaceutique, les quelques données, perdues volontairement ou placées là par incompétence pour se faire une bonne image de la sécurité du produit, j'étais peut-être passé, avec le Mediator, à côté d'une affaire évidente. Peu m'importait la raison de ne pas avoir vu ses effets indésirables graves ; pour moi, c'était le déshonneur, et cette tache indélébile allait salir ma famille. Si j'avais la certitude d'avoir la moindre responsabilité dans la survenue de tous ces décès, de toutes ces souffrances, je ne saurais y survivre. Mettre un terme à une vie ayant contribué à en supprimer autant me semblait parfaitement légitime et indiscutable. Je suis un farouche opposant à la peine de mort donnée par la société mais il est pour moi tout à fait audible de voir un individu préférer quitter la scène plutôt que de traîner sa famille dans les affres de la honte. Ma décision était prise, en cas de mise en cause, je me suiciderais.

La date de ma convocation par l'Igas approchait et je n'avais rien préparé. Et puis, quelques jours avant, mon portable sonna. Au bout du fil, Anne Jouan. « Vous êtes auditionné par l'Igas », me fit-elle avant de me donner le jour et l'heure. Elle ajouta même : « Juste après Anne Castot. » Elle savait tout ! Puis elle me glissa : « Vous le voyez comment ? » Et, sans avoir l'air de faire un lien avec l'audition, elle me demanda comme une question rhétorique : « Vous avez le rapport italien ? » Je ne savais pas de quoi elle parlait.

– Vous êtes libre ?

– Euh, oui.

– Alors je vous attends au journal !

Je logeais dans mon studio parisien, pas très loin du *Figaro*. J'arrivai peu de temps après dans ce grand hall impersonnel et froid du boulevard Haussmann, me présentai à l'accueil. On la prévint de mon arrivée. Je donnai mon prénom. Anne descendit et nous allâmes à la cafétéria, au sous-sol. Un endroit peu convivial où un poste de télévision diffusait le débat enregistré dans le studio juste derrière. Étrange ! Même dans un endroit de théorique détente, les employés ne peuvent échapper aux préoccupations de leur entreprise. Anne n'écoutait pas le talk-show, pas plus qu'elle ne le regardait, focalisée sur son idée. Elle se mit à évoquer le rapport italien sur le Mediator. Je n'en avais jamais entendu parler ! Notre entretien fut bref. Elle me remit une copie des documents avec, en plus, un courrier d'Anne Castot concernant une étude dont le contenu m'était complètement inconnu. L'ensemble des pièces n'était pas très important. Je les glissai dans ma sacoche. En conclusion de ce court entretien, elle ajouta un commentaire de prime abord insignifiant : « Ça pourra vous servir. » Et effectivement : les experts italiens notaient, dans ce rapport d'octobre 1999, un élément essentiel : trois comprimés de Mediator libèrent autant de norfenfluramine que deux comprimés d'Isoméride, la posologie quotidienne pour ces médicaments. Or l'Isoméride a été interdite en 1997 et pas le Mediator.

Ce jour d'hiver 2010 à la cafétéria du *Figaro*, Anne s'en était-elle seulement rendu compte ? Sa cinquantaine de pages venait de me sauver la vie. Je lus et relus son petit dossier un nombre incalculable de fois. Brutalement tout s'éclairait. Le 12 janvier 2011, le quotidien écrivait :

> Suite à ces rapports italiens, Servier envoie le 1er février 2001 un courrier au Dr Anne Castot à l'Afssaps décrivant un protocole d'étude sur 12 mois. Ce dernier inclut un suivi cardiaque par échographie des patients traités par Mediator. Mais les choses traînent en longueur. « Il y aura quelques années d'inertie, voire d'inaction avant que cette étude soit mise en place », admet Anne Castot. La conception de l'étude se fera en 2004-2005. Entre-temps, le Mediator sera retiré du marché espagnol en 2003 et italien en 2004. Sans d'ailleurs qu'aucune étude ne soit nécessaire. L'étude menée par Servier ne démarrera qu'en janvier 2006 pour se terminer en janvier 2009.

Jamais à l'Agence, Anne Castot ne nous avait parlé de cette étude ni du courrier de Servier[1].

1. Contactée par l'auteure, Anne Castot a répondu le 25 juillet 2022 : « Je n'ai pas d'éléments à ajouter à ceux qui ont été échangés au cours de l'instruction et lors de l'audition publique. »

C'était une horreur merveilleuse. Car ces documents expliquaient la nature du Mediator. Ils donnaient une explication scientifique cohérente et indiscutable de la toxicité de la molécule. Tout devenait évident. Le drame, l'abomination ? On nous l'avait caché. Quand j'écris « nous », je parle bien sûr de moi mais aussi du comité technique et de la Commission nationale de pharmacovigilance. Si nous en avions eu connaissance à l'époque, nous aurions réglé le problème dès 1999. Je l'aurais réglé. Mais dans l'ignorance de ces données, le Mediator a pu continuer sa route dix longues années. Que de morts auraient pu être évitées !

Après avoir vu Anne, de retour à Brest, j'ai écrit une chronologie des événements basée sur les procès-verbaux des commissions de l'Agence et sur ces fameux documents. Aucun PV de Commission nationale ou de comité technique n'évoque les connaissances contenues dans le rapport italien. Cette chronologie, froide et implacable, fait apparaître la manipulation consciente ou inconsciente ayant conduit à retarder le retrait de ce poison jusqu'à l'intervention d'Irène Frachon. Les documents le montraient clairement : je n'avais aucune responsabilité dans le scandale mais on m'avait caché des données capitales. Sur le moment, je me suis senti libéré puis, rapidement, j'ai éprouvé beaucoup de haine. En y réfléchissant maintenant, je crois comprendre certaines raisons de mon ignorance dans cette affaire. Il s'agissait de données européennes et Anne Castot ne voulait absolument pas m'impliquer de près ou de loin dans les questions traitées à l'échelle de l'Europe, sa chasse gardée. L'autre explication de ma méconnaissance de ce pan de l'affaire, c'est mon infarctus. À une autre époque, j'étais tout le temps à l'Agence, où des âmes bien intentionnées, habituées à me renseigner sur ce qu'on évitait de me dire, m'auraient certainement fait passer le fameux rapport italien. Mais, pendant toute cette période, j'avais été hospitalisé ou en convalescence, et même plusieurs mois après mon accident, je venais rarement à Saint-Denis. Finalement, cette dissimulation a peut-être été causée par l'égocentrisme, l'avidité de petit pouvoir, l'orgueil. Que sais-je ? Dans cet environnement glauque, grâce à Anne Jouan, ma vie venait de changer. Je lui devais une fière chandelle, comme on dit de façon populaire. J'allais donc affronter l'Igas la fleur au fusil.

Quand finit par arriver le jour de l'audition, je me sentais fin prêt. Dans ma sacoche il y avait, soigneusement rangés, les documents, mon résumé et le rapport italien. Rien ne pouvait m'arriver.

L'audition se tenait dans un immeuble fait de grandes baies en verre verdâtres. La pièce d'interrogatoire était très mal éclairée, et, à une extrémité floue de l'espace, la lumière provenait d'une grande surface vitrée. Ils étaient là et ils m'attendaient. M. Aquilino Morelle et Mme Anne-Carole Bensadon. Lui, je ne le connaissais pas, je ne l'avais jamais vu, mais elle était mon binôme dans des conférences au ministère des Finances et à la faculté de pharmacie. M. Morelle avait la jovialité d'un inspecteur des finances devant un fraudeur multirécidiviste. J'en suis presque certain, il ne m'a pas salué. Il m'a juste invité à m'asseoir. En face et en contre-jour, sur un ordinateur portable ouvert et déjà tapotant, était assise Mme Bensadon. Simplement mais avec le sourire cordial de quelqu'un retrouvant avec plaisir une connaissance, je lui ai dit bonjour. Elle a répondu sèchement. Dans ma tête, résonnait la sentence d'Horace : « Albe vous a nommé, je ne vous connais plus. » Mon moral a vacillé. Pour finir de m'achever, M. Morelle a dit à sa collègue : « Finissez-en vite avec lui, je vous le rappelle, on revoit Castot après. » Comme formule d'accueil, on pouvait aisément mieux faire. Il tourna les talons et disparut derrière moi. Je me retrouvai face à la dame de l'Igas.

Sans préambule, elle rentra dans le vif du sujet. Et prononça une phrase commençant par ces mots hideux : « Vous reconnaissez votre responsabilité... » J'avais dû mal comprendre. Je pris une grande respiration et, avec la plus grande amabilité, lui dis : « Madame, je voudrais vous montrer le déroulé des événements... » Elle m'interrompit : « Répondez ! Reconnaissez-vous être responsable de... » Elle continua, je n'entendis pas, elle n'écoutait pas. J'éprouvais les plus grandes difficultés à saisir la situation, essayai d'être efficace. Abandonnant mon idée de discours bien construit, je repris seulement : « Dans ma sacoche j'ai des documents et... » Elle me coupa à nouveau la parole sèchement : « Plus tard ! Commencez par reconnaître votre responsabilité et on verra ça après. » Le ton était dur, il n'y avait pas la moindre possibilité d'envisager un début de discussion, mais je ne cédai pas. Je redis : « J'ai des documents. » Et elle d'assener les mêmes mots brutaux : « Reconnaissez-vous ? » avec, à la fin, l'interjection : « Signez ! » Je ne sais combien de temps a duré la première phase de cette agression quand soudain, dans mon dos, venant de je ne sais où, surgit Aquilino Morelle. Il se mit à tourner autour de la table comme un fauve : « Bon, alors, il a signé ? » Mme Bensadon répondit par la négative. « Mais qu'est-ce qu'il attend ? » poursuivit Morelle avant de disparaître de nouveau. Le cirque continua : « Reconnaissez... » L'agacement de Mme Bensadon s'accrut, son ton se fit plus agressif encore. Puis le Grand Inquisiteur réapparut, sans m'adresser la parole, parlant de moi à la troisième personne : « Il a signé ? Il va nous faire perdre notre temps longtemps ? » Je ne sais combien de fois se répéta ce jeu sadique, épuisant. Avec ma mauvaise vision, le contre-jour m'évoquait une lampe d'interrogatoire. Des vertiges me gagnèrent. Mon système cardiovasculaire défaillant depuis l'infarctus se mit à bricoler de façon inquiétante. À un moment, je me sentis mal au point de me prendre la tête entre les mains, la face contre la table. Mais eux continuèrent. Je murmurai : « J'ai des documents » et la réponse fusait : « Reconnaissez d'abord... » En plein désarroi, je vis alors m'apparaître l'image de ma mère me racontant son interrogatoire dans les locaux de la Gestapo, durant lequel elle n'avait rien cédé, rien dit. Je n'allais donc pas, moi, me laisser faire par deux sinistres petits personnages. Aussi, je me redressai et je déclarai : « Je veux vous montrer des documents. » Là, changement de ton, ils voulurent négocier :

– Vous nous montrez vos documents et après, vous signez !

– D'accord mais tout dépendra de ce que vous écrirez.

J'ouvris ma sacoche pour prendre le dossier contenant mon résumé et les rapports. Je les lui tendis. Anne-Carole Bensadon les prit, les feuilleta rapidement et me demanda d'un ton nouveau, mais toujours inquisiteur et teinté d'une certaine inquiétude : « Mais enfin, qui vous a donné ça ? » Je pensai à Anne, qui m'avait parlé de la protection des informateurs. « Il ne serait pas correct de vous donner mes sources », répondis-je alors. Avant d'avoir eu le temps de m'offrir le plaisir de prononcer une telle phrase, Aquilino Morelle réapparut avec la sempiternelle question : « A-t-il signé ? » Mme Bensadon prononça alors une phrase hallucinante : « Il a les documents. » Sans autre précision. Aquilino Morelle cessa net et se mit à vociférer : « Il nous a fait perdre assez de temps, qu'il dégage ! » avant de disparaître définitivement. Mme Bensadon, redevenue stricte et normale avec moi, négocia les termes de la phrase ridicule qu'elle tenait absolument à me faire signer. Quelque chose dans le style : « Si j'avais eu en ma connaissance la totalité du dossier, j'aurais demandé le retrait du marché du Mediator. » Je relus plusieurs fois la sentence pour chercher le piège. N'en voyant pas, je signai. Salutations de convenance et au revoir l'Igas. Je venais de passer plus de deux heures à entendre une injonction répétée en boucle : « Reconnaissez votre responsabilité... »

Trois semaines plus tard, page 71 de son rapport sur le Mediator, l'Igas écrivit :

> Le Président de la Commission nationale de pharmacovigilance de juillet 1998 à juillet 2001, a réalisé une chronologie des événements dans laquelle il souligne notamment l'importance du rapport italien de 1999 dont il n'a pas eu connaissance et qui n'a pas été transmis à la Commission ainsi que l'importance de l'étude envisagée par les laboratoires Servier pour répondre à la demande de l'Europe qui comportait un volet sur la cardiotoxicité. La mission note qu'entre 1998 et 2003, le sujet du benfluorex est abordé de façon soutenue par le groupe européen de pharmacovigilance. Elle constate que le rapport de 1999 émet des conclusions très précises notamment sur le métabolisme du benfluorex, la toxicité potentielle du benfluorex et la nécessité de surveillance de sa cardiotoxicité. Ces éléments ne sont pas transmis au CTPV qui a pourtant eu beaucoup de réunions sur le sujet du benfluorex mais ne sera pas destinataire de ce rapport essentiel. La mission souligne que si l'étude prévue en 2001 avait été réalisée, la cardiotoxicité du benfluorex aurait très probablement été mise en évidence de cette manière.

Je dois à Anne une reconnaissance éternelle. Grâce à elle et au « cadeau » du rapport italien, je ne me suis pas suicidé.

14

L'IGAS N'A PAS VOULU « SE FÂCHER AVEC TOUT LE MONDE »

Juillet 2010. L'affaire du Mediator n'a pas véritablement éclaté. Bien sûr, Irène Frachon a réussi à faire interdire le benfluorex, bien sûr, son livre *Combien de morts ?* est sorti quelques semaines plus tôt mais, pour l'heure, les autorités sanitaires françaises n'ont pas encore pris la mesure du problème ni appelé les patients à consulter. Tout le monde fait le dos rond en priant pour que passe une vague qui n'éclabousse personne.

Juste avant la trêve estivale donc, Didier Tabuteau, ancien directeur de cabinet de Bernard Kouchner au ministère de la Santé, et Aquilino Morelle signent aux Presses universitaires de France un ouvrage, titré *La Santé publique*. Les deux hommes se connaissent très bien et se vouent une grande admiration, Morelle n'ayant d'ailleurs pas de mots assez élogieux pour vanter les mérites du membre du Conseil d'État. À l'époque, tous les deux se côtoient également à Sciences Po Paris au sein de la chaire « santé », un *think-tank* créé en 2006 par Tabuteau, dont ce dernier sera le responsable jusqu'en 2018 avant de céder la place à son ami Gilles Duhamel, du même cabinet Kouchner, par ailleurs lui aussi ancien de l'Agence du médicament et inspecteur Igas. À la chaire « santé » de Sciences Po, on trouve également Fabienne Bartoli, numéro deux de l'Agence avant son départ pour l'Igas, où elle fréquente Philippe Duneton, ancien directeur de l'Agence et autre énième ex du cabinet Kouchner. À Sciences Po, il y a également Philippe Lamoureux, ex-membre de l'Igas, ex-secrétaire général de l'Agence du médicament, ancien de chez Kouchner passé du côté de l'industrie pharmaceutique en devenant, après vingt ans de fonction publique, directeur des entreprises du médicament (le Leem). Sans oublier Jérôme Salomon, lui aussi ancien de chez Kouchner et futur directeur général de la Santé, ou encore Martin Hirsch, ex-directeur de cabinet de Kouchner et futur directeur général de l'AP-HP. Un mélange médico-industriel à part, les uns (Igas) inspectant en cas de pépin les autres, anciens collègues et amis, dans une sorte de vase clos endogame. Juges et parties en somme.

Un exemple de cette aide fraternelle avec scène d'adoubements réciproques à la clé vaut d'être conté. Alors haut-commissaire aux solidarités actives contre la pauvreté et la jeunesse sous la présidence Sarkozy – un portefeuille directement rattaché au Premier ministre François Fillon –, Martin Hirsch invite son mentor, Didier Tabuteau, dans le magnifique hôtel particulier ministériel du 7e arrondissement de Paris pour épingler solennellement la Légion d'honneur à sa boutonnière. Juste après la cérémonie, comme dans une confrérie où l'on se congratule entre soi, Didier Tabuteau remet à son hôte l'Ordre national du mérite devant Emmanuelle Wargon, directrice de cabinet de Martin Hirsch, elle aussi ex de chez Kouchner. Ce jour-là, comme à la chaire « santé » de Sciences Po, l'ensemble de l'amicale Kouchner est présente, entrelacs de relations professionnelles aux intérêts jalousement préservés tenant la politique de santé de l'Hexagone depuis Michel Rocard jusqu'à aujourd'hui.

Novembre 2010. Le scandale du Mediator a éclaté, pulvérisant tout sur son passage, et Xavier Bertrand a remplacé Roselyne Bachelot à la Santé. D'emblée, le nouveau ministre cible Servier. Les mauvaises langues se demandent si ce n'est pas pour mieux protéger Nicolas Sarkozy, l'avocat historique de Jacques Servier, mais passons. Bertrand est un homme rusé alors, pour le rapport commandé à l'Igas, il a sélectionné Aquilino Morelle, ancienne plume de Lionel Jospin, futur conseiller de François Hollande à l'Élysée. « Vous voyez, j'ai choisi quelqu'un de gauche, vous ne pourrez pas dire que j'ai pris des amis ! » nous avait d'ailleurs lancé le ministre, déminant d'emblée toute critique potentielle. Certes, Morelle n'était pas l'ami de Bertrand, en revanche, il était celui de Tabuteau[1].

Or si le rapport Igas rendu public en janvier 2011 est assassin pour Servier et la pharmacovigilance française, il est fort silencieux concernant la période où Didier Tabuteau fut directeur général de l'Agence du médicament, à savoir de 1993 à 1997. Le 10 mars 2017, *Le Figaro* écrit à propos du Kouchner *boy* : « Il était donc en poste à des dates clés de l'histoire du Mediator : quand la molécule de Servier est mise sous enquête et quand les anorexigènes sont retirés du marché. En octobre 1995, Didier Tabuteau signe la fin du Mediator dans les préparations magistrales – celles réalisées à la demande par le pharmacien en mélangeant plusieurs molécules. Mais, pour une raison incompréhensible, le médicament reste en vente dans les officines. » À cette chronologie éloquente

1. Ils ont publié ensemble le *Que sais-je ? La Santé publique* en 2017.

s'ajoute un autre élément important mis au jour par Mediapart. En octobre 1995, le même Didier Tabuteau adresse au directeur général de la Santé, Jean-François Girard, une note montrant très clairement que l'Agence était tout à fait consciente des propriétés coupe-faim du Mediator. Or ce dernier restera sur le marché jusqu'en novembre 2009, soit encore quatorze ans !

Avec sa plume ironique et mordante, Michel de Pracontal relève ainsi dans Mediapart le 8 avril 2011 :

> Aussi surprenant que cela paraisse, les inspecteurs de l'Igas ne semblent pas avoir eu accès à la note de Tabuteau du 23 octobre 1995. Les annexes de leur rapport, pourtant riches de plus de 3 000 pages, contiennent une autre note de Didier Tabuteau, datée du 20 octobre et qui ne mentionne pas le Mediator.

Et Pracontal ajoute :

> La direction de l'évaluation de l'Agence du médicament savait pertinemment en 1995 que le Mediator risquait d'être détourné comme anorexigène et prescrit comme tel, même si son autorisation de mise sur le marché concernait l'obésité et le diabète. Et l'Agence avait décidé de surveiller les ventes, précisément pour savoir s'il y avait un report de prescription des anorexigènes au Mediator. Qui plus est, l'Agence se préoccupait de la sécurité d'emploi du Mediator. Rappelons que [...] le centre de Besançon avait identifié, dès 1994, quatre patients (trois femmes et un homme) qui avaient contracté une hypertension pulmonaire après avoir consommé du Mediator. Ces quatre cas avaient été présentés à la Commission nationale de pharmacovigilance du 10 mai 1994, en présence de Jean-Michel Alexandre, représentant le directeur général de l'Agence du médicament, Didier Tabuteau. Le puzzle était donc complet en 1995. Et le Mediator aurait dû disparaître des pharmacies en même temps que l'Isoméride.

L'article de Mediapart se termine ainsi :

> Malgré l'amnésie sélective qui frappe Jean-François Girard et Didier Tabuteau, la note du 23 octobre change l'histoire du Mediator. Si tous les experts du médicament et de la santé publique sont passés à côté du benfluorex, ce n'est pas uniquement à cause de « l'enfumage généralisé des autorités sanitaires par Servier », selon l'expression de Martin Hirsch. Ils ont, en toute connaissance de cause, pris le risque de laisser sur le marché un médicament dont ils connaissaient l'usage et la toxicité potentielle.

Mais curieusement, le rapport Igas ne mentionne pas ces informations, pourtant essentielles. Aucun mot, rien, motus. Le document d'inspection servira ensuite de trame à toute l'instruction judiciaire et l'ancien directeur de l'Agence ne sera jamais inquiété dans cette affaire. Mieux, en janvier 2022, Tabuteau, homme du service public qui a cédé aux sirènes du privé en étant, de 2003 à 2011, directeur général de la fondation Caisses d'Épargne pour la solidarité, devient le premier fonctionnaire de notre pays en étant nommé vice-président du Conseil d'État, la plus haute juridiction administrative en France.

Un centre de pharmacovigilance se souvient encore de la visite, l'hiver 2010, des trois inspecteurs des affaires sociales plusieurs heures durant dans les locaux de l'hôpital. Ce jour-là, les trois Igas arrivent après avoir prévenu. Aux côtés d'Aquilino Morelle, il y a Anne-Carole Bensadon, une vieille habituée des cabinets ministériels où elle a notamment été conseillère de Roselyne Bachelot à la Santé, et le flegmatique Étienne Marie. Un membre de ce centre a raconté à son entourage la rocambolesque rencontre : « Tout le service avait préparé l'audition. L'Igas avait une partie du film sur le Mediator et nous estimions devoir les aider à se faire une vue d'ensemble. Naïvement, nous les pensions curieux de découvrir le fonctionnement d'un centre de pharmacovigilance car nous avons beaucoup travaillé avec des pneumologues spécialistes des hypertensions artérielles pulmonaires (HTAP), les maladies causées par le benfluorex. Ils sont restés plusieurs heures. Mais, rapidement, nous nous en sommes rendu compte, ils n'en avaient rien à faire. Nous leur expliquions combien nous devions nous battre car les médecins ne nous déclaraient pas les effets secondaires. Combien il nous a fallu d'années pour convaincre les pneumologues de Béclère de nous déclarer les cas d'HTAP liés à des médicaments. Dix ans pour obtenir la transmission des données ! » Résultat, la rencontre tourne en rond. Visiblement, le trio ne trouve pas ce qu'il est venu chercher.

Puis, à un moment, le centre fait une révélation capitale, de celles pouvant renverser le cours d'une enquête. Il parle aux trois inspecteurs de la première HTAP au Mediator pur – la patiente ne prenait pas d'autre médicament à part le benfluorex – enregistrée en 1999 à l'hôpital parisien Saint-Antoine. Le médecin tend aux triplés de l'Igas le dossier médical de la femme en question, qui contient différentes pièces. D'abord, un document de trois pages daté du 2 juillet 1999, émanant du service de pneumologie de l'hôpital Antoine-Béclère de Clamart, l'un des centres de référence en France en matière de maladies pulmonaires. Béclère n'est pas n'importe quel établissement : il a joué un rôle majeur dans la découverte des effets secondaires des coupe-faim. C'est même suite à ses observations concernant la survenue d'HTAP et la prise d'anorexigènes qu'en 1991, Servier a commandé à l'université McGill de Montréal une étude internationale, l'International Primary Pulmonary Hypertension Study, au résultat sans appel : dix à vingt fois plus de risques de développer une HTAP chez les personnes ayant pris des anorexigènes que dans la population générale ! L'étude a eu un effet radical : entre 1997 et 2000, tous les coupe-faim disparaissaient du marché français. Sauf le Mediator, même si ses propriétés chimiques étaient très proches de celles des coupe-faim interdits, notamment de l'Isoméride, fabriqué par le même Servier. Et ce médicament put poursuivre son bonhomme de chemin jusqu'en novembre 2009. Officiellement du moins, il n'était ni enregistré ni vendu comme un anorexigène, raison pour laquelle il a pu passer entre les gouttes.

En réalité, tout n'était pas si simple. Et c'était précisément l'objet de l'intervention du centre parisien de pharmacovigilance face à l'Igas, et des documents qu'il tient absolument à montrer au trio. En juillet 1999 donc, Béclère écrit au cardiologue de la patiente, un praticien de l'hôpital Saint-Joseph, à Paris. Sur la première page de ce courrier, on peut lire : « Jamais de prise d'anorexigènes, mais le Mediator (benfluorex) est une molécule assez proche de la fenfluramine (le médecin a écrit cette phrase en gras, NDLR) avec en particulier un métabolite commun avec la fenfluramine. Cette molécule est classée aux États-Unis parmi les amphétamines anorexigènes, et une enquête récente de pharmacovigilance en France a permis d'individualiser 11 cas possibles d'hypertension artérielle pulmonaire en rapport avec la prise de cette molécule (mais toujours en association avec des anorexigènes). » Dans le traitement de sortie, le médecin de Béclère note : « Arrêt définitif du Mediator. » Ainsi, en juillet 1999, des praticiens hospitaliers pneumologues, dont la spécialité n'est pas la pharmacologie, ont parfaitement fait le lien entre la fenfluramine présente dans les coupe-faim interdits entre 1997 et 2000 et le Mediator… qui restera encore sur le marché dix longues années.

Le centre de pharmacovigilance ne s'arrête pas là puisqu'il présente un autre document aux inspecteurs de l'Igas en cet hiver 2010. Trois pages dactylographiées datées du 17 juin 2002 et provenant, encore, du service de pneumologie de l'hôpital Béclère. Au sujet de la même patiente et d'un rapport adressé par l'établissement au cardiologue de la malade sur lequel il est noté : « Votre patiente, madame X, née le 12 juin 1948, a été hospitalisée dans le service pneumologie, du 5 juin 2002 au 7 juin 2002, pour bilan d'une hypertension artérielle pulmonaire. » Le courrier est signé de la main du Pr Marc Humbert, qui a planché sur les coupe-faim quelques années plus tôt. Ce pneumologue liste tous les traitements de sa malade, fait le point sur ses antécédents et note : « Prise de Mediator (incriminé dans certaines hypertensions artérielles pulmonaires) ». Ces deux documents de 1999 et 2002, qui auraient pu changer le cours de l'histoire du médicament de Servier, sont adressés en copie à plusieurs praticiens cardiologues, généralistes mais aussi au centre de pharmacovigilance de Saint-Antoine à Paris.

Or selon le récit qu'en a fait le médecin du centre de pharmacovigilance, les inspecteurs de l'Igas, en voyant les papiers, ne bronchent guère : « Nous montrons à l'Igas ce papier de juin 2002. Nous voulons leur faire comprendre une chose : à cette date, le centre de référence français des HTAP est parfaitement au courant d'un élément essentiel : le Mediator est un coupe-faim. » Et là, l'une des inspecteurs répond : « Nous ne pouvons pas nous fâcher avec tout le monde. »

La petite phrase a profondément marqué les pharmacovigilants. Notre médecin conclut : « L'Igas ne voulait pas courir plusieurs lièvres à la fois. Nous l'avons tous vécu comme une injustice. Atterrés, nous venions de le réaliser : la mission de l'Inspection générale des affaires sociales n'était pas objective, pas intéressée par la manifestation de la vérité ou du moins pas par l'entièreté de la réalité. Si Béclère savait en 1999 que le Mediator est un coupe-faim les choses sont claires : l'histoire que l'on nous sert depuis maintenant des années est fausse. Car si un pneumologue, non-pharmacologue, le sait, *a fortiori* dans l'un des services de référence en France de la maladie concernée et qui a, en plus, travaillé sur les anorexigènes, alors beaucoup de monde au sein des autorités de santé le sait en 1999 ! »

Nous avons contacté le Dr Agnès Lillo-Le Louet, responsable du centre régional de pharmacovigilance de l'hôpital européen Georges-Pompidou, présente lors de la venue de l'Igas. Elle confirme l'intégralité de ces échanges.

Le rapport Igas rendu public le samedi 15 janvier 2011 au ministère de la Santé ne mentionne pas la visite de ce centre de pharmacovigilance. Il n'évoque pas non plus les entretiens réalisés ce jour-là et ne parle pas des fameux documents de Béclère de 1999 et 2002.

15

M. Rungis
TRIBULATIONS EN CHINE

Nous sommes au milieu des années 1980, un peu plus de dix ans après la chute de Saigon, l'arrivée des Khmers rouges à Phnom Penh, les *boat people* et la mort de Mao Tsé Toung. Pour un Occidental, une galerie d'horreurs humanitaires. Le simple fait d'évoquer la possibilité de voyager dans ce pays me plongeait un peu dans l'état d'esprit de celui s'apprêtant à franchir une ligne d'interdit. Aujourd'hui, à mon sens, cela correspondrait à accepter une visite touristique des sites archéologiques en Syrie ou en Irak.

Le laboratoire Merck, *via* son visiteur médical hospitalier supervisé par son directeur régional, vint me rendre visite dans mon bureau de l'hôpital à Brest. Pas de présentation de nouveau produit, pas de participation à une étude. Oh non ! Ils étaient porteurs d'une proposition de rêve : un voyage en Chine. Sur quels critères d'intérêt scientifique pour la société ou pour le pays visité avaient-ils justifié ma participation à ce déplacement ? Je n'en ai aucune idée. L'avaient-ils d'ailleurs seulement fait ? Avant leur venue, je connaissais ce projet. Des collègues cardiologues et d'autres médecins du CHU avaient fait déjà fait partie des heureux élus lors d'un déplacement précédent, ou figuraient sur la liste de celui-ci. Tous le racontaient – mais c'était tellement énorme qu'on eût dit une légende : la firme pharmaceutique projetait d'emmener dans cette destination lointaine et hors de prix la totalité des cardiologues français. À cette population cible venaient s'adjoindre, sans aucune explication sur les critères de sélection, quelques exotiques dont je faisais partie.

Ainsi, je partais pour la Chine ! J'étais déjà un habitué des aéroports, prendre l'avion relevait presque pour moi de la banalité, le Paris-Brest était quasiment devenu mon RER. Pourtant, pour ce voyage, j'étais anxieux, j'avais même peur de manquer le décollage. Certes, j'avais déjà voyagé en Europe et en Amérique, mais jamais volé si longtemps, plus de 12 heures afin d'atteindre une destination aussi lointaine et quasi imaginaire dans mon esprit. Pour ce Paris-Hong Kong, Merck avait réservé un énorme 747 avec, à son bord, la cardiologie française, des étrangers pour moi, mais les laboratoires savent parfaitement gérer leur monde et on ne laisse jamais isolé un participant. Ils me trouvèrent tout de suite un sous-groupe de folkloriques à mon image, avec un important responsable parisien de Merck, une accompagnatrice interprète d'une agence de voyages et quelques médecins. J'ai le souvenir d'un professeur de néphrologie de CHU et d'un très agréable praticien chinois envoyé par son gouvernement en stage à l'hôpital Saint-Antoine, récupéré par le labo pour être le conseiller du voyage sans qu'il ait compris pourquoi, sa spécialité n'étant en rien la cardiologie.

Le vol fut très long. Après une escale, nous atterrîmes à Hong Kong. Je n'aime pas beaucoup la collectivité, mais là, notre concentration était presque ridicule comparée à la densité de population locale. Un monde de fou. Puis, nous arrivâmes dans un palace. J'avais déjà, lors de congrès de cancérologie aux États-Unis financés par les laboratoires, logé dans de grands hôtels. Mais cette fois, le luxe dépassait tout. La chambre était de bois vernis, perdue à une hauteur incroyable, et m'offrait une vision panoramique sur la cité. Après quelques heures passées dans la douceur climatisée pour me reposer du vol, je décidai de fausser compagnie au groupe et de partir, seul, me perdre dans Hong Kong. Je me retrouvai bientôt dans un marché populaire où les étals regorgeaient de substances inconnues aux couleurs incroyables. Tous mes sens étaient saturés. Au-delà de la vision, il y avait une impression d'étouffement, un vacarme incroyable. J'étais ivre de sensations.

Le lendemain matin, nous partîmes en train, direction Guangzhou. Par la fenêtre, je voyais défiler la campagne chinoise et les champs dans lesquels travaillait une multitude de paysans. À l'arrivée, nouvel hôtel. Comme la veille, une tour immense d'un blanc étincelant, et une chambre, là aussi perdue au-delà du 50e étage, atteinte en ascenseur à une vitesse incroyable. Je regardai par la baie vitrée. Nous étions à la frontière de deux mondes. Canton, ultramoderne et, juste au pied de l'hôtel, la ville ancienne, pas encore rasée. La vision de jour était impressionnante, mais, à la tombée de la nuit, le tableau devint perturbant. Dans l'hôtel, du côté de la modernité, c'était une débauche de lumières, de clignotements, d'agressions visuelles. Depuis ma chambre, je découvrais un autre temps. Le ciel rouge du couchant avec, en bas du gratte-ciel dans le sombre envahissant, de petites lumières, scintillant faiblement. Les venelles traçaient des chemins de lumière encadrant une accumulation d'espaces verts. Le crépuscule de la Chine antique s'enfonçait dans l'oubli.

Le lendemain matin, les choses sérieuses commencèrent avec, pour les non-cardiologues dont je faisais partie, la visite d'un hôpital. Il s'agissait de nous montrer des lieux remarquables qui nous permettraient de briller en société à notre retour en France. Nous avions rendez-vous avec un service de médecine traditionnelle chinoise et une unité présentée comme étant de pointe, en transplantation rénale. La première rencontre eut lieu dans une bibliothèque entre une dizaine de praticiens et notre tout petit groupe. Sûrement la pièce avait-elle été bien répétée, et ses acteurs connaissaient-ils parfaitement leur rôle. Le responsable du service avait une tête de lettré vêtu d'une blouse blanche. Il exerçait l'art de la médecine chinoise depuis des lustres et son très grand âge lui avait fait connaître la période d'avant la révolution. Il parlait français, et nous assurait être fasciné par notre langue et notre pays. Dans les années 1930, tout jeune, il avait d'ailleurs fait un voyage à Paris. Je n'ai pas retenu grand-chose de son long exposé car, à l'époque, j'étais complètement fermé à toute thérapeutique étrangère à la chimie ou à la psychanalyse. Puis vint la deuxième partie de la visite : un service de transplantation rénale. Je ne sais pas si cela avait été calibré pour le néphrologue de notre petit groupe mais il était évidemment le plus concerné et nous attendions impatiemment ses commentaires et son avis d'expert.

Les récents transplantés étaient regroupés dans une salle. C'était serré et les lits étaient tous occupés. Mais, tout de suite, deux points remarquables nous sont apparus. La majorité des malades n'étaient pas des Asiatiques mais des Caucasiens. Et le matériel de surveillance équipant chaque lit correspondait au *nec plus ultra* de la technologie. Après cette visite, nous eûmes droit à un petit débriefing autour d'un thé avec les pontes du service. Le responsable en chef s'exprimait en anglais. Le spécialiste du groupe partit dans un symposium sur les techniques de greffe, la réanimation postchirurgicale, et j'en passe. À chaque question, notre collègue chinois apportait une réponse parfaitement adéquate avec les canons de beauté de la discipline à cette époque.

Puis, le professeur français de néphrologie osa une première question un peu indiscrète. Il demanda pourquoi la très grande majorité des patients semblait venir de territoires non asiatiques. Notre hôte s'expliqua : il s'agissait d'un service de prestige, ouvert à tous les patients du monde et donc particulièrement fréquenté par des malades venus des États-Unis et d'Australie. Ce ne devait pas être un tarif Sécurité sociale ! Notre collègue poursuivit : comment faisaient-ils pour organiser la venue des patients depuis l'étranger et trouver des greffons adaptés à leurs caractéristiques immunologiques ? Toujours dans le plus grand calme, le confrère chinois expliqua convoquer les patients dès lors qu'il y avait un sujet compatible sur la « liste ». Un peu interloqués, nous l'interrogeâmes : s'agissait-il d'un trafic d'organes où certains nécessiteux donneraient, contre rétribution, un de leurs reins, à un inconnu ? L'hôte nous rassura vite : la Chine avait une éthique, et ce don avec donneur vivant n'était possible qu'entre personnes se connaissant ou ayant des liens familiaux. Puis, toujours sans se départir de son calme, il nous expliqua la « liste » : celle des condamnés à mort.

Quand un postulant à la greffe se faisait connaître, on exécutait un malheureux. Il détailla alors la préparation du malade, l'exécution organisée pas très loin pour des questions de qualité du greffon, le prélèvement sur place, puis le transfert de l'organe, l'acte chirurgical. Tout était synchronisé et réalisé dans un temps record afin de garantir le plein succès de l'opération. À l'écouter, les clients étaient tous très satisfaits. Nous, figés de terreur, étions incapables de dire un mot. Quand nous reprîmes notre souffle, mon voisin se pencha vers moi pour murmurer : « Il a bien dit condamné à mort ? » Je ne me souviens plus de ma réponse, perdu que j'étais à penser aux riches patients alités là. Pour obtenir prioritairement une greffe, ils rentraient, moyennant finance, dans un processus odieux qu'ils ne pouvaient ignorer. Le reste de la séquence a disparu de ma mémoire, je ne l'ai pas enregistrée, ayant ressenti un malaise semblable à un autre, éprouvé des années auparavant.

Au début des années 1970, j'avais 22 ans et j'étais étudiant en médecine, titulaire d'une licence de sciences et d'une maîtrise en biologie humaine, mention histologie. Je travaillais volontairement dans le laboratoire de cytologie du Pr Bugnon. L'homme conduisait son équipe d'une main ferme et bénéficiait d'une grande réputation scientifique, raison pour laquelle j'avais demandé à venir dans son unité de recherche. Je participais, comme petite main, à des projets, et devais former ma capacité à reconnaître, à analyser des préparations cellulaires en passant des heures à scruter, à l'aide d'un microscope, des petites lames de verre sur lesquelles étaient fixées des cellules de différents tissus. Pour mettre en évidence certaines caractéristiques composant celles-ci, on utilisait des colorants particuliers permettant d'avoir une définition plus nette. Faire une coloration des cellules était un art très difficile puisque, quand on prélève un tissu, elles se dégradent rapidement et que, plus il est abîmé, moins le marquage colorimétrique est beau. L'idéal serait de faire ces marquages sur des tissus vivants mais, pour des questions éthiques, c'est parfaitement irréalisable, certains colorants étant fort toxiques.

Un jour, le Pr Bugnon arriva dans le bureau où je travaillais, assis devant mon microscope. Il tenait plusieurs boîtes dans lesquelles on conservait les plus belles lames et les déposa délicatement près de mon appareil : « Regardez-les, il y a plusieurs types de tissus. Trouvez quelle fixation a été utilisée, quels organites sont mis en évidence. Vous me ferez vos commentaires dans une heure. Surtout, soyez très attentionné, ces lames sont particulièrement précieuses. » Puis il sortit. J'en pris une première. C'était inouï : une qualité incroyable, une technicité faisant ressortir la structure des cellules d'une façon jamais vue. J'en regardai une deuxième, puis une troisième et enfin toute la série. J'éprouvai une joie scientifique frisant le bonheur absolu. Formidable, extraordinaire. Quels histologistes de génie avaient réussi ce prodige technique ? Mon cœur battait tellement la chamade d'enthousiasme que je ne vis pas l'heure passer. Le Pr Bugnon rentra : « Alors ? Qu'en pensez-vous ? » Je me lançai dans un torrent de louanges sur la qualité des préparations et, surtout, sur le talent de leurs auteurs. Le travail était bouleversant. Mon professeur se tenait près de moi alors que j'étais encore penché sur mon microscope et paraissait encore plus grand que d'habitude. « Enfin, du calme ! Quel est le procédé de coloration ? Qu'est-ce qui est mis en évidence ? » Je répondis timidement un nom de technique spécifique à certains organites. Et, très vite, j'ajoutai : « Mais ce ne peut pas être cela, vu la qualité. » Le Pr Bugnon dit alors : « Oui, c'est bien cette technique mais vous ne verrez jamais plus de lames comme celles-ci. Elles ont une histoire, vous savez. Elles viennent de la collection de Strasbourg. » Et il ajouta : « Vous connaissez le camp du Struthof ? » Certes, mes parents en avaient parlé dans leurs récits sur la collaboration, mais sans plus. Alors il partit dans une longue explication sur les liens entre l'université médicale de Strasbourg et le camp de concentration. Les colorations avaient été faites et fixées chez des prisonniers vivants, d'où ce résultat incroyable. Bugnon dénonça ces scientifiques criminels et accusa notre société de vouloir sauver sa conscience en prétendant, pour expliquer l'horreur, trouver les coupables nuls, fous et incompétents. Or, dit-il, ce n'était pas du tout le cas, ces criminels nazis étaient des médecins très savants, socialement intégrés, sachant parfaitement ce qui se faisait sous leurs ordres. Parfois, ils le pratiquaient eux-mêmes. Ces lames appartenaient à la collection privée de l'un de ces assassins, elles avaient été saisies à la Libération par un médecin militaire américain avant d'atterrir, par je ne sais quel truchement, dans ce laboratoire. Le Pr Bugnon s'était avancé près de moi ; dans un silence horrible, il rangea avec précaution les lames, prit les boîtes et, après avoir tourné les talons, sans me regarder, dit d'un ton sec : « Souvenez-vous en, Riché ! »

Effectivement, en Chine, une quinzaine d'années plus tard, je me suis souvenu des lames des médecins nazis du camp du Struthof lors de ma visite dans le service de greffe rénale à Canton. Et j'entendais encore le son de la voix de mon professeur. Comme un automate, j'ai dû me lever, prendre congé sans faire de commentaires, sans m'insurger. Lâchement, je suis sorti du bâtiment. J'ai encore en tête l'image fixe glaciale de la grille et de la façade de cet institut de néphrologie. En me retournant pour la regarder une dernière fois, j'avais compris une chose : cette médecine horrible, digne du Troisième Reich, existait encore.

Après ces visites, Merck avait prévu un peu de tourisme. Nous nous envolâmes pour Pékin avec, à la clé, une visite de la ville, et, bien sûr, de la Cité interdite, de la grande muraille et, à Xi'an, la découverte des guerriers de terre cuite enterrés. Un soir, au retour d'une de ces activités éminemment professionnelles, nous dînâmes chez Maxim's à Beijing. Après les agapes, je me retrouvai dans un petit salon privé en compagnie de cadres de la société Merck et du médecin chinois de notre groupe, celui de l'hôpital Saint-Antoine. La directrice du Maxim's vint nous faire un brin de causette. Aussitôt après son départ, le principal représentant de Merck nous expliqua la genèse de l'installation de ce lieu de prestige. Sous couvert de la confidence, il nous raconta cette histoire : la maîtresse des lieux entretenait de très proches relations avec le premier personnage de l'empire du Milieu. S'ensuivit une discussion sur les perspectives vaccinales de la population locale et les oiseaux, véritables réservoirs à virus ; mais aussi sur les canards et l'hygiène dans les marchés aux volailles, des épidémies pouvant en découler. Un panorama de sujets pouvant conduire au développement par l'industrie pharmaceutique de nouveaux principes actifs. J'avais déjà un peu l'habitude, avec celle du médicament, de discussions sans thèmes imposés, cette façon de procéder étant une manière pour une entreprise de s'informer sur ce qui se dit, se trame. Il s'agit d'une collecte de renseignements qui, recoupés avec d'autres, permettent de savoir ce qui se passe chez les concurrents, mais aussi, comme j'étais déjà membre de la Commission d'autorisation de mise sur le marché, de mieux connaître les secrets et les coulisses de l'institution.

Dans le petit salon privé de Maxim's à Pékin, la discussion était agréable et arrosée de champagne grand cru. Mais ces papotages n'avaient rien de désintéressé. Ils étaient menés par des experts de la communication et de la manipulation, des as de la rhétorique passés maîtres dans l'art d'insinuer afin de tirer les fils d'information pouvant leur être utiles. J'étais un peu au fait de ces techniques grâce à l'un de mes éminents professeurs du temps où j'étais élève au conservatoire de Genève. Il avait occupé une place politique importante dans sa cité et nous racontait le fonctionnement de l'armée Suisse et de ses services de renseignements, un système de fourmis, à défaut d'avoir des espions partout, qui profitait des périodes annuelles des réservistes pour les faire bavarder entre autres sur leurs vacances et ce qu'ils avaient vu à l'étranger. Le laboratoire Merck était apparemment bien formé aux techniques de renseignements, et, avec ce voyage fastueux en Chine, déployait les grands moyens. Me concernant, ils auraient pu faire de même autour d'un café dans un bar parisien à l'occasion d'un de mes voyages à l'Agence et la facture aurait été autrement moins élevée !

Notre petit échange chez Maxim's terminé, nous rejoignîmes le reste du groupe. Mon collègue chinois de Saint-Antoine me paraissait perturbé. Interrogé, il m'avoua avoir un problème pour rentrer chez lui : il avait dépassé son autorisation de sortie. Or il était strictement interdit d'errer dans les rues au-delà d'une certaine heure sans autorisation formalisée avec moult tampons, suivant une demande justifiée et déposée longtemps à l'avance. J'essayai de le rassurer : il avait une bonne raison liée à son travail ! Rien à faire pour apaiser ses craintes. Devant sa panique, j'eus une idée : peut-être les responsables de Merck pouvaient-ils l'aider. Je me mis en chasse du plus haut gradé avec lequel nous venions de discuter. Il demanda à voir la patronne de Maxim's puis me glissa à l'oreille : « C'est réglé, elle appelle le palais. » Moins d'un quart d'heure plus tard, un serveur vint nous prévenir de l'arrivée d'une voiture. Je raccompagnai mon collègue chinois à la sortie. On ne distinguait pas bien le chauffeur mais un militaire en grande tenue tenait ouverte la porte arrière. Le médecin s'engouffra dans le véhicule, et, avec déférence, l'homme en uniforme claqua la portière.

Le voyage en Chine a été l'un des derniers organisés par Merck. Le scandale du coût financier de ces déplacements avait ému le ministère et il avait été fermement conseillé à la firme de mettre un terme à ces débauches de dépenses.

16

TOUCHEZ PAS AU GRISBI

C'est une anecdote racontée par un médecin pharmacovigilant français. Au milieu des années 1980, il se rend avec le doyen de son université à un congrès organisé au Club Med par un très grand laboratoire pharmaceutique américain. Au cours de la journée, le représentant du labo lui dit en aparté : « Et toi, comment tu les aimes ? » Rapidement, notre source comprend : il ne s'agit pas de cuisine mais de femmes et, plus précisément, de prostituées. Il ouvre de grands yeux. « Ton doyen n'a pas dit non, ça lui plaît », tente de le rassurer son interlocuteur. « Je ne suis pas intéressé », coupe court le médecin. La conférence se poursuit. Le soir, en arrivant dans sa chambre, il a la surprise de découvrir un homme en train de l'attendre. Le délégué du labo avait interprété son refus comme une préférence pour les hommes. Il a mis le prostitué dehors.

Les largesses de l'industrie, c'est cet autre médecin racontant comment, grâce à elles, il a pu payer sa maison à Saint-Paul-de-Vence, ou cet autre, sa piscine dans sa propriété de Saint-Malo. Sans oublier, pour les mélomanes, l'abonnement annuel à l'Opéra de Paris avec loge. Pourquoi vouloir s'offrir les bonnes grâces des experts ? Parce que dans le petit monde du médicament, leur rôle est considérable, inversement proportionnel à leur discrétion, leurs noms n'étant souvent pas connus du grand public. Quel est leur pouvoir ? Leur avis est crucial pour l'avenir d'une molécule et, éventuellement, la fortune de l'industriel l'ayant mise au point. Alors on les écoute, religieusement, et, comme on veut leur avis, on l'achète, parfois ; et comme on a besoin de leurs conseils autorisés, on les paie, souvent. Pendant des années, il était parfaitement possible d'être expert de l'Agence du médicament (donc au service de l'État), membre de commissions très importantes, tout en se voyant rémunéré par l'industrie pharmaceutique. L'instruction judiciaire sur le Mediator fut, en ce sens, riche d'enseignements, plusieurs personnalités très influentes de l'organisme public s'étant vu renvoyées devant le tribunal correctionnel de Paris en septembre 2019 pour prise illégale d'intérêts. Le jugement rendu le 29 mars 2021 détaille les faits reprochés.

Dans le registre de l'influence, le plus puissant était incontestablement le Pr Alexandre, l'un des personnages clés du médicament en France ces trente dernières années. Né en 1936, professeur agrégé en pharmacologie, il commence à travailler avec le ministère de la Santé en 1976 dans le cadre du contrôle des dictionnaires des spécialités pharmaceutiques, notamment le célèbre *Vidal* dont il est le président. Dix ans plus tard, il est nommé à la tête de la Commission d'autorisation de mise sur le marché des médicaments, l'instance susceptible de décider de la commercialisation d'une molécule, le Graal. Il dirige également la direction de l'évaluation des médicaments au sein de l'Agence. Ainsi a-t-il en charge non seulement les autorisations de mise sur le marché mais aussi la pharmacovigilance, la toxicovigilance, les essais cliniques ou encore les produits biologiques, autrement dit tous les secteurs importants du domaine. Un homme-orchestre très craint de ses collègues, à cause de son grand pouvoir certes mais aussi de sa façon méprisante de leur parler. À partir de 1993, son pouvoir s'étend et il devient, pour l'Agence européenne du médicament située à Londres, président du comité des spécialités pharmaceutiques. Rattrapé par l'âge de la retraite, il abandonne ses fonctions pour les autorités de santé fin 2000. Dans le but de tailler ses rosiers et de passer l'hiver au soleil ? Pas vraiment. Adieu la carrière publique, vive le travail pour le privé. Ainsi, le Pr Alexandre, après avoir quitté l'Agence, a-t-il couru le cachet comme consultant pour différentes entreprises du secteur, dont Servier. Et le fabriquant du Mediator a su se montrer particulièrement généreux avec l'ancien homme fort de l'Agence : la firme lui versait 150 000 euros chaque année. Le Pr Alexandre n'a pas la modestie facile. Devant les enquêteurs, il a estimé cette somme tout à fait proportionnée à son niveau de notoriété, de compétence et d'expérience, tout en concédant qu'elle se situait dans la fourchette élevée pour ce type de prestations. Pour être payé à sa juste valeur, il ne faut jamais douter de soi.

En mai 2001, il crée sa propre SARL au sein de laquelle il est consultant scientifique pour le développement clinique des médicaments. Le contrat passé avec la société Cris le rémunérant pour le compte de Servier n'a officiellement été signé qu'en septembre 2001 même si les discussions contractuelles étaient entamées depuis de longs mois, soit avant l'avis de la commission de déontologie, nécessaire pour passer du public au privé. Marlène May Garnier, une ancienne salariée de Servier aujourd'hui décédée, avait créé Cris, financée en partie par son ancien employeur (à hauteur d'un quart, le reste provenant de Sanofi ou Takeda) *via* des filiales allemandes.

Le 29 janvier 2001, soit moins d'un mois après son départ de l'Agence française du médicament, le Pr Alexandre reçoit de la part de Marlène Garnier son ordre de mission, un courrier intitulé « Description des tâches ». Le document indique :

> Nous avons le plaisir de vous confirmer les prestations que vous aurez à fournir en tant que conseiller personnel de Monsieur Servier et qui seront honorées annuellement pour un montant de 1 000 000 francs versés par trimestre ainsi que les remboursements de frais inhérents à ces prestations. Les tâches qui vous incombent seront les suivantes : monsieur Servier vous demandera une réunion par mois conjointement avec le Dr Garnier après établissement d'un calendrier prédéfini dans lequel il sera débattu du développement de nouvelles molécules ; l'établissement d'un programme de discussions concernant les études qui se rapportent à ces développements ; il vous sera également demandé votre conseil assistance sur les dossiers en cours.

Dans cet univers, les affaires n'empêchent pas l'amitié. Et inversement. Alain Le Ridant, pharmacien responsable du groupe Servier jusqu'en 2008, était de la même promotion que Jean-Michel Alexandre, en médecine et en pharmacie, comme il l'a indiqué aux enquêteurs. Tous les deux sont amis. Selon Le Ridant, le Pr Alexandre signalait parfois au laboratoire que l'un des médicaments bientôt déposé au niveau européen pour décrocher une autorisation de commercialisation « n'avait aucune chance de passer et qu'il fallait le compléter par une étude ». L'ex-homme fort de l'Agence précisait même « quelles étaient les chances de réussite pour l'obtention de l'autorisation », aidant ainsi le groupe

Servier « à éviter les barrages ». Mais comme même les amitiés les plus solides peuvent s'émousser devant un juge d'instruction, la description de sa prestation par son vieil ami a été contestée par l'illustre professeur.

Marlène Garnier connaissait Jean-Michel Alexandre depuis 1978, du temps où elle officiait chez Servier. Elle l'a expliqué à plusieurs reprises : après son départ de l'Agence, Alexandre lui avait confié ne pas avoir « le droit de travailler avec une société pharmaceutique pendant cinq ans. » « Heureusement », la vie et les affaires sourient aux audacieux... Marlène Garnier déclara aux enquêteurs : « Comme ma société Cris n'est pas une entreprise pharmaceutique, j'ai pu signer un contrat de conseil avec M. Alexandre », précisant que celui-ci avait donc « effectivement conscience de contourner cette interdiction [en contractant avec Cris] car en finalité, il allait travailler sur des documents de la société Servier qui étaient en possession de Cris ». Et le tour était joué !

Au cours de l'instruction, Jean-Michel Alexandre a confessé avoir réalisé 60 rapports pour le compte de Servier entre 2001 et 2010. Chacun d'eux était composé d'une à quatre pages et nécessitait autant de jours de travail effectif. Les investigations financières l'ont montré : les honoraires facturés à Servier, par l'intermédiaire de Cris sur la période 2001-2009 représentaient, selon les années, entre 18 et 49 % du chiffre d'affaires de la SARL du Pr Alexandre. De son côté, la société allemande Cris refacturait ses prestations à la filiale allemande de Servier. Et tout le monde était content.

La commission de déontologie, sollicitée le 23 mai 2001 par le directeur de l'Agence sur ce sujet, s'était déclarée incompétente pour statuer. Dans un avis rendu le 7 juin 2001, elle expliquait avoir été saisie par Jean-Michel Alexandre pour exercer « une activité de consultant scientifique indépendant en continuant à occuper, en sa qualité de professeur des universités-praticien hospitalier, les fonctions de chef du service de pharmacologie de l'hôpital européen Georges-Pompidou ».

Autre personnage important du cercle, le Pr Bernard Rouveix, spécialisé en pharmacologie et maladies infectieuses. Il a été directeur du département de pharmacologie clinique à l'hôpital Bichat avant d'exercer à Cochin. À l'Agence, il assistait comme expert aux séances de la Commission d'autorisation de mise sur le marché sur les sujets des antibiotiques, des vaccins et des antiviraux. Outre sa mission de service public, il était expert judiciaire, notamment à l'Office national d'indemnisation des accidents médicaux (Oniam) qui indemnisa les patients victimes du Mediator. Le bon Pr Rouveix a également été consultant pour l'industrie pharmaceutique, accomplissant des « missions de conseil » pour les laboratoires « surtout avant l'acquisition de l'autorisation de mise sur le marché ». Autrement dit, à un moment crucial de la mise au point d'une molécule.

Mais les gens ne sont pas soigneux et laissent souvent traîner leurs affaires. Les grands professeurs ne font pas exception à la règle. Une perquisition à son domicile dans le cadre de l'affaire du Mediator a permis la saisie d'un contrat de conseil conclu avec la société Cris de Marlène Garnier. Cette dernière l'avait indiqué aux enquêteurs : le Pr Rouveix travaillait avec elle depuis 1992, d'abord en tant que pharmacologue dans un centre de pharmacologie clinique à Strasbourg, puis au sein de Cris, comme consultant. De fait, il avait réalisé pour Servier, *via* Cris, deux missions : l'une sur le Locabiotal (un pulvérisateur nasal et buccal retiré du marché en 2016) et l'autre sur le Mediator. Entre 2004 et 2008, Rouveix avait même facturé plus de 66 000 euros, dont un peu moins de la moitié pour des prestations concernant ces deux produits. Donner des conseils n'est jamais gratuit.

Devant le tribunal correctionnel de Paris, pour sa maladroite défense, Bernard Rouveix avait soutenu n'avoir « pas de mission pour le groupe Servier » et « jamais eu de contact ou d'échange avec eux », les contacts se faisant uniquement avec Marlène Garnier. Il avait néanmoins admis connaître les connexions entre Cris et Servier et ne pas ignorer que Cris était rémunérée par le laboratoire, notamment pour l'étude sur le Locabiotal. Ces émoluments généreux n'ont pas empêché le Pr Rouveix de siéger dans le même temps à des commissions d'autorisation de mise sur le marché, en 2003 et 2004. Or ces commissions ont examiné plusieurs produits de Servier, notamment les anorexigènes et le Protelos (un traitement pour l'ostéoporose retiré du marché en 2017 en raison des risques élevés de fractures qu'il engendrait). Et le consultant appointé par Servier n'a pas cru bon de devoir se retirer au moment des délibérations. Pour les juges d'instruction, il y avait donc une contradiction évidente entre les prestations de conseil du pharmacologue visant à déterminer la stratégie du laboratoire sur un médicament et ses missions de service public consistant, justement, à surveiller ce même laboratoire. Car le Pr Rouveix n'a pas non plus signalé à l'Agence ses activités de conseil ; mieux, il a argué, sans rire, que seuls devaient être déclarés les intérêts avec les industries propriétaires de produits et avec les exploitants. Et Cris était une société de services non propriétaires de médicaments. De la même façon, il n'a pas non plus déclaré de lien avec le groupe Servier puisque, selon lui, il n'a jamais eu de contact avec la firme.

Le diable est dans les détails et, visiblement, la mémoire de Bernard Rouveix lui fait un peu défaut. Au cours d'une perquisition de la société Iris (entreprise de conseil pour Servier), une liste des membres nommés à la Commission d'autorisation de mise sur le marché en date du 26 septembre 2006 mentionnait pour chaque expert, le nom du ou des salariés du laboratoire ayant un « contact » avec ledit expert ainsi que les médicaments concernés. Ce fut le drame. Contrairement à ses déclarations, le Pr Rouveix figurait bien sur cette liste, deux contacts lui étaient même attribués chez Servier. Les juges d'instruction concluaient logiquement que l'intéressé avait bel et bien été rémunéré par Servier, *via* Cris, pour communiquer les éléments, le contenu des débats et les avis recueillis au sein de la Commission d'autorisation de mise sur le marché.

Par ailleurs, les 23 octobre et 12 novembre 2009, soit quelques semaines seulement avant son retrait des pharmacies, l'expert de l'Agence et de Servier, face aux effets secondaires mis en évidence par le Dr Frachon, proposait juste de « toiletter le médicament » (*sic*), permettant ainsi son maintien sur le marché. Ensuite, il eut ces mots : « Je regrette de ne pas avoir dit dans cette note ce que je pensais du Mediator, c'est-à-dire qu'il n'était pas dangereux, mais qu'il ne servait à rien. »

Last but not least. Mis en examen le 17 juillet 2013 pour prise illégale d'intérêts dans l'affaire du Mediator, Bernard Rouveix s'est vu nommé, deux ans plus tard, expert judiciaire par le tribunal de grande instance de Paris dans l'affaire de la Depakine alors même qu'il avait réalisé des études pour Sanofi, le fabriquant de l'anticonvulsant. Enfin, dans un rapport daté de 2013, il avait mis hors de cause l'anti-inflammatoire Vioxx, malgré les nombreuses plaintes contre ce médicament. Assurément, le Pr Rouveix était un seigneur de l'expertise.

Dans cette confrérie des têtes de l'Agence monnayant leurs services à l'industrie, on trouve aussi le Pr Jean-Roger Claude, l'homme dont M. Rungis affirme qu'il l'a menacé[1].

Professeur de pharmacie, spécialisé en toxicologie, il travaille, dès la fin des années 1970 pour la Commission d'autorisation de mise sur le marché. À partir de 2006, il en est nommé membre comme représentant de l'Académie de pharmacie. Petit problème : en parallèle de ses activités, le Pr Claude exerce comme consultant pour le compte de nombreux laboratoires. Face aux enquêteurs, il l'a admis, Servier faisait partie de sa clientèle depuis... 1973. Ce dernier était d'ailleurs son plus gros client avec 40 % de son chiffre d'affaires annuel évalué, tous laboratoires confondus – entre 100 000 et 140 000 euros. Il entretenait même des relations très amicales avec Jacques Servier. Selon ses propres déclarations, de 1973 à 1993, il avait des contrats ponctuels avec le laboratoire, moyennant des honoraires de 25 000 euros par « dossier difficile ». Puis, à partir de 1993, date de création de l'Agence, les rapports s'intensifièrent et il conclut chaque année avec les sociétés Adir et Iris des contrats de consultant dont le montant annuel variait entre 70 000 et 80 000 euros avant de diminuer, à partir de 2002, pour atteindre 60 000 euros. Devant les enquêteurs, il estimait son temps de travail pour Servier à un jour et demi hebdomadaire, durée passée ultérieurement à « un petit mi-temps », toujours évidemment en plus de ses activités à l'Agence. Les investigations financières

1. Voir plus haut, p. 121-122.

révélaient ainsi que, depuis 1989, Jean-Roger Claude avait perçu de la part de Servier une rémunération totale de 1,6 million d'euros. Sa mission pour le laboratoire ? Transmettre « toutes les informations pertinentes concernant les évaluations à Paris et à Londres[1], fournir les éléments de positionnement de nos molécules vis-à-vis des contraintes réglementaires, apporter une réflexion approfondie sur la situation de nos dossiers de toxicologie tant sur le plan scientifique que réglementaire ». Le contrat stipulait également : « Vos positions d'expert dans de grandes instances vous permettent une observation de la conduite de la politique du médicament qui peut nous apporter des informations et nous aider à anticiper nos décisions. » Entendu par les enquêteurs sur commission rogatoire, le Pr Jean-Roger Claude décrivait son travail pour le laboratoire de la façon suivante : « Dans ma relation avec Servier, il était compris dans mon contrat d'échanger sur les nouvelles personnalités arrivant à l'Agence, sur tout ce qui était dans le domaine public de l'Agence à savoir les personnalités des commissions, les experts. J'expliquais à Servier ce que les personnes concernées savaient faire, quel était leur domaine de spécialité. Je ne parlais que des qualités et spécialisations professionnelles de ces personnes. » Ainsi, le plus tranquillement du monde et pendant des années, l'expert du gendarme français du médicament faisait-il du renseignement pour le compte du fabricant du Mediator. Si ses missions étaient directement établies en concertation avec la direction de Servier, à la ville, M. Claude était aussi l'époux, depuis 1998, de Nancy Bouzon, directrice de la toxicologie de Servier depuis 2002. Pour autant, pas de quoi fouetter un chat, à l'en

1. Siège de l'Agence européenne du médicament jusqu'en 2019.

croire : « Il suffit de respecter la confidentialité. » Il avouait néanmoins aux enquêteurs qu'avec sa femme, il lui « arrivait effectivement de travailler sur les mêmes dossiers mais pas sur des choses en train d'être évaluées par l'Agence ». La proximité entre la Commission d'autorisation de mise sur le marché et Servier était grande : deux mails des 11 et 12 juin 2010, signés de Daniel Vittecoq, président de la com d'AMM, et de Michel Lièvre, membre du même groupe, adressés à l'Agence concernant le livre d'Irène Frachon tout juste paru, comptaient, parmi les destinataires... Nancy Bouzon avec son adresse chez Servier.

Au cours de l'instruction judiciaire, Agnès Saint-Raymond, chef de secteur sur les médicaments humains auprès de l'Agence européenne des médicaments, affirmait avoir « constaté les conflits d'intérêts du Pr Jean-Roger Claude sur des produits Servier, notamment le Pneumorel. Il lui avait été demandé durant le temps où je travaillais à l'Afssaps de ne pas intervenir sur le dossier Pneumorel eu égard à son conflit d'intérêts par rapport aux laboratoires Servier, racontait-elle. Cela ne l'a pas empêché d'intervenir. » Le Pr Claude a formellement nié s'être prononcé sur le Pneumorel, tout juste a-t-il concédé s'être exprimé au sein du groupe toxicologique sur les problèmes posés par le propylparaben contenu dans le Pneumorel. Il a maintenu ses dénégations lors de l'audience du 9 mars 2020.

Outre ses grandes compétences faisant le bonheur des firmes, le Pr Claude sait opportunément sortir de réunion. À la Commission d'autorisation de mise sur le marché du 23 octobre 2009, 19 membres étaient présents mais, ce jour-là, Jean-Roger Claude, représentant de l'Académie de pharmacie, et Michel Detilleux, membre titulaire, étaient sortis pile au moment de l'examen du

Mediator ! Le quorum étant fixé à 19, la Commission ne pouvait donc pas statuer sur le retrait du médicament incriminé. Comme c'est dommage !

Pour sa défense, Jean-Roger Claude le jure, la main sur le cœur, à compter de 2005, date à laquelle il lui a été demandé de signaler ses liens d'intérêts, il a informé les autorités du contrat le liant à Servier : « J'affirme que je n'ai jamais rien caché. La moitié de l'Académie de médecine était en lien avec Servier. » De fait pendant des années, l'industriel a sponsorisé le bulletin de la noble assemblée.

Autre vedette, le Pr Michel Detilleux, professeur en médecine interne. Au début des années 1980, il a été conseiller du ministre de la Santé Jacques Barrot, un très proche de Servier. Puis il a rejoint la Commission d'autorisation de mise sur le marché pour en être membre de 1985 à 2012 ; il a également siégé de façon ponctuelle à la Commission de la transparence et à la Commission de contrôle de la publicité. Son activité lucrative de consultant pour Servier remonte à 1980. Chaque année, il signait un contrat avec l'entreprise Adir et sa rémunération annuelle s'élevait, en moyenne, à 30 000 euros. Les investigations financières l'ont montré, depuis 1991, Servier a versé au Pr Detilleux la coquette somme de 721 500 euros. Outre ces fonctions, il a également été conseiller national de l'Ordre national des médecins et délégué général aux affaires européennes et internationales, toujours à l'Ordre. Un monsieur très respectable en somme, un notable.

Or, pour les magistrats instructeurs, le fait de recevoir un dossier préparatoire, de l'étudier, de participer à la séance de la Commission d'autorisation de mise sur le marché sans sortir, sachant que quelques mois auparavant il a transmis au groupe Servier des informations concernant le contenu de ces mêmes débats, permet de le poursuivre car il a bien « traité de questions » relatives au Mediator et, par là même, il lui a été reproché d'avoir violé son obligation de secret professionnel, constituant ainsi une infraction. En parallèle de son travail à la Commission d'autorisation de mise sur le marché de décembre 2003 examinant le Protelos de Servier, le Pr Detilleux travaillait avec le laboratoire comme expert scientifique sur ce même médicament.

Le Pr Charles Caulin est médecin des hôpitaux et professeur en évaluation thérapeutique nommé membre de la Commission d'autorisation de mise sur le marché à partir de 1985 au ministère de la Santé. Il a présidé cette instance pendant dix ans à partir de 1993 avant d'être président du Comité de validation des recommandations des bonnes pratiques sur les produits de santé au sein de l'Agence. Il s'y rendait trois fois par semaine et assistait à environ 300 réunions chaque année. À partir de 2004, des contrats d'expert ont été conclus entre deux sociétés de conseil et FC Consulting, fondée en 1999 par l'épouse du Pr Caulin, elle-même médecin. Devant les enquêteurs, Charles Caulin a reconnu avoir été recruté en décembre 2003, au moment de son départ de la Commission d'autorisation de mise sur le marché, par un médecin de Servier pour donner des conseils sur des nouveaux médicaments. Ses prestations se sont poursuivies de 2004 à 2010. Selon ses déclarations, ses avis pour Servier portaient sur des produits en développement. Parmi eux, trois ont finalement été commercialisés : Protelos, Procoralan et Valdoxan. Le Pr Caulin a déclaré avoir été rémunéré par Servier dans un premier temps 50 000 euros par an en contrepartie de huit réunions annuelles et de l'étude des dossiers. La rémunération serait ensuite passée à 30 000 euros car, selon ses propres mots, « il y avait moins de demande ».

Dans cet univers, outre les autorisations de commercialisation, il existe un secteur hautement stratégique, celui du prix des médicaments et leur taux de remboursement tant une pilule non ou peu remboursée est peu prescrite, donc peu vendue. Dans l'instruction judiciaire Mediator, deux membres du Comité économique pour les produits de santé et de la Commission de la transparence, MM. François Lhoste et Jacques Massol, ont également été poursuivis.

François Lhoste est médecin interniste et professeur en pharmacologie clinique. De 1985 à avril 1989, à l'occasion d'une mise en disponibilité, il a été salarié de Servier en qualité de directeur de la recherche fondamentale. Puis, sans transition, de mars 1990 à septembre 1993, il a exercé les fonctions de chargé de mission au sein du ministère de la Santé, notamment chez Bernard Kouchner. Depuis septembre 1993, il occupait les fonctions de chargé de mission auprès du Comité économique du médicament (devenu le Comité économique des produits de santé). Aux enquêteurs, il a expliqué avoir la qualité de « conseiller du directeur général de la compétitivité, de l'industrie et des services au sein du ministère de l'Industrie » et, à ce titre, voir tous les dossiers, rencontrer tous les industriels et être « présent à tous les comités du Ceps [Comité économique des produits de santé] depuis vingt ans », lesquels fixent les prix de tous les médicaments remboursés. Des documents retrouvés au cours d'une perquisition ont montré les liens noués entre Servier et François Lhoste, à l'occasion du détachement de ce dernier au sein du laboratoire de 1985 à 1989. Cette relation a perduré malgré ses missions de service public exercées à partir de 1990. De Servier, le Pr Lhoste a reçu 4,4 millions de francs de 1989 à 1995 et 1 million d'euros entre 1996 et 2004.

Quant à Jacques Massol, médecin diplômé en cardiologie, professeur des universités et praticien hospitalier, il a exercé en diabéto-endocrinologie. De 2003 à mars 2008, il a été vice-président de la commission de la transparence de la Haute Autorité de santé. Par ailleurs, de 1998 à 2002, il a été chargé de mission à la Direction générale de la santé (DGS) au ministère. Puis, de 2002 à 2011, il est devenu conseiller technique au sein de la DGS quand, en janvier 2009, Servier lui a confié une prestation de consultant « d'ordre exclusivement intellectuel ».

Au sein de la commission de la transparence, Jacques Massol a participé à l'évaluation du Mediator en siégeant à l'audition préliminaire le 12 avril 2006 et en participant au vote concernant le service médical (SMR) rendu du 26 avril 2006. Le SMR du Mediator est jugé insuffisant depuis 1999 mais la commission a pourtant différé son avis dans l'attente de celui de la Commission d'autorisation de mise sur le marché devant discuter l'indication « d'adjuvant au régime du diabète avec surcharge pondérale ». Or, le 26 avril 2006, la commission a réservé un sort particulier au Mediator, considérant devoir attendre les résultats d'une évaluation de l'Agence pour rendre un avis pertinent... Pour ses bons et loyaux conseils au laboratoire Servier, le Pr Massol était rémunéré entre 15 000 et 18 000 euros par an.

Le 29 mars 2021, le tribunal correctionnel de Paris a déclaré le Pr Jean-Michel Alexandre coupable des faits de participation illégale d'un fonctionnaire dans une entreprise précédemment contrôlée. Il a été condamné à dix-huit mois d'emprisonnement avec sursis et à 30 000 euros d'amende, tout comme le Pr Jacques Massol. Aucun des deux n'a fait appel.

Quant à Bernard Rouveix, 76 ans, les faits de prise illégale d'intérêts dont il a été déclaré coupable ont été qualifiés de « particulièrement graves » car commis quand il était membre suppléant de la Commission d'autorisation de mise sur le marché. Il exerçait, parallèlement, des fonctions de consultant auprès de l'industrie pharmaceutique et notamment de Servier. Il a été condamné à un an de prison avec sursis et 30 000 euros d'amende[1].

Enfin, les Pr Detilleux, 79 ans, Jean-Roger Claude, 88 ans, Charles Caulin, 84 ans et François Lhoste, 76 ans ont été relaxés. Prescription. Ces mises hors de cause sont donc définitives.

1. Contactée à plusieurs reprises, son avocate n'a pas répondu à notre question sur un appel de son client.

17

LES VISITEURS DU SOIR

C'est jour de la fête de la Musique. Barack Obama, encore président des États-Unis, participe au sommet du G20 avec tous les pays industrialisés de la planète et Nicolas Sarkozy déclare l'état de catastrophe naturelle dans le Var inondé. Mais, à Paris, ce soir du 21 juin 2011, dans les locaux feutrés du Sénat, l'ancienne résidence de Marie de Médicis accolée aux jardins du Luxembourg, une tout autre partition est en train de se jouer. Le Pr Claude Griscelli, un monsieur de 74 ans aux costumes toujours chic, sommité de la médecine française et ancien membre du Conseil d'État a rendez-vous avec sa vieille amie, la sénatrice Marie-Thérèse Hermange.

Le professeur de pédiatrie et de génétique est, comme on dit dans le milieu médical, un « patron », autrement dit un vrai mandarin, un praticien puissant, respecté, avec beaucoup de relations, notamment politiques. Il fut conseiller du ministre de la Santé Philippe Douste-Blazy et adjoint de Jean Tibéri au moment de la célèbre affaire des faux électeurs. Il était inscrit dans le 5e alors qu'il logeait dans un autre arrondissement de la capitale[1]. Au début des années 1970, il est l'un des pionniers de la greffe de moelle osseuse chez les nouveau-nés (les « bébés bulle ») avant d'être directeur général de l'Inserm de 1996 à 2001 et de cofonder l'institut de recherche Imagine. À la fin des années 1980, il crée la Fondation hôpitaux de Paris-hôpitaux de France, celle des pièces jaunes, présidée par Bernadette Chirac.

En cette fin de soirée, le grand pédiatre qui habite désormais tout près de Necker dont il fut le chef du service d'immunologie se rend donc au Sénat. Il est 19 heures et dans les locaux déjà déserts, le Pr Griscelli hâte le pas, Marie-Thérèse Hermange l'attend. À 63 ans, cette catholique fervente pratiquante habituée des vacances à Lourdes a eu une vie politique bien remplie. Adjointe de Jacques Chirac à la mairie de Paris, elle a été secrétaire nationale du RPR puis députée européenne. Au milieu des années 1990, l'ancienne collaboratrice d'Alain Juppé au ministère du Budget s'est fait prendre par *Libération* la main dans le pot de confiture : pendant cinq ans, elle a reçu un salaire versé par la Société générale de restauration (Sogeres), une ex-filiale de Perrier, adjudicataire en région parisienne de nombreux marchés de construction de cantines scolaires. Elle a été rémunérée – au titre de chargée de mission – par l'entreprise de restauration et a, selon sa propre expression, « monté le service de la communication » de la société alors que cette dernière faisait déjà appel à une boîte de com pour ses relations extérieures. Elle n'a pas été poursuivie dans ce dossier. Mais la roue tourne, les affaires et les mises en cause ne durent

1. Hervé Liffran, « Panique chez les faux électeurs de Tibéri », *Le Canard enchaîné*, mai 1997.

jamais éternellement. La presse a bien mauvais esprit à toujours vouloir chercher la petite bête et, en cet été 2011, toutes ces vilaines histoires sont oubliées.

Six mois plus tôt, en décembre 2010, la conférence des présidents du Sénat a décidé de créer une mission d'information composée de vingt-quatre membres pour plancher « sur les éventuels dysfonctionnements de notre système de contrôle et d'évaluation du médicament révélés à l'occasion du retrait de la vente, en novembre 2009, d'une molécule prescrite dans le cadre du diabète, commercialisée sous le nom de Mediator, et sur les moyens d'y remédier ». Le bureau de la mission avait été constitué, la présidence confiée, à une personnalité de l'opposition, François Autain, et les fonctions de rapporteur, dévolues à un membre de la majorité, Marie-Thérèse Hermange. Menées donc par les sénateurs, les auditions commencent début février 2011 pour s'achever le 7 juin. Après l'audition de quatre-vingt-dix témoins.

Le 21 juin 2011, Marie-Thérèse Hermange met donc la dernière main au rapport sur le Mediator mais, avant de terminer, elle souhaite consulter son vieil ami du RPR, le Pr Griscelli. Tous les deux se connaissent du temps où elle officiait à la mairie de Paris, sous Chirac. Ils se tutoient et il lui a apporté son soutien et ouvert son carnet d'adresses de grand pédiatre quand sa famille en a eu besoin. Outre leurs connexions politiques anciennes, leurs liens sont personnels.

L'enjeu de leur rencontre réside notamment dans une question cruciale : les décomptes du nombre de morts imputables au médicament de Servier. Depuis le début de l'affaire, le laboratoire remet systématiquement en question l'étude de la Cnam, estimant entre 500 et 1 000 les décès. Surévalué, tonne Jacques Servier. Lui préfère parler de « trois morts ». Or, problème pour l'industriel, en novembre 2010, l'Agence du médicament rendait public le calcul réalisé par une épidémiologiste renommée, Catherine Hill : 500 morts minimum. Puis, un mois plus tard, Mahmoud Zureik, directeur de recherche à l'Inserm, et Agnès Fournier, épidémiologiste, donnaient une fourchette plus haute, entre 1 000 et 2 000. Enfin, quand le laboratoire sera renvoyé devant le tribunal correctionnel en septembre 2019, l'accusation fera état de 1 520 à 2 100 décès. « Les généralistes », le syndicat de toutes les spécialités en médecine générale, relayaient les pondérations du laboratoire en citant notamment le Pr Annick Alperovitch, épidémiologiste à l'Inserm (elle deviendra d'ailleurs par la suite présidente du conseil scientifique de l'Agence). « Les études sur le Mediator présentent des insuffisances méthodologiques parfois majeures. » En d'autres termes à cette date de juin 2011, la guerre des chiffres concernant le nombre de morts fait rage et représente, pour Servier, un élément majeur dans sa stratégie de défense.

Avant sa visite du soir, la sénatrice a déjà échangé avec le professeur de pédiatrie concernant ces querelles savantes qui la dépassent un peu. Et Griscelli lui a glissé un petit secret : l'un des avocats des victimes du Mediator, Charles Joseph-Oudin, est le neveu de l'épidémiologiste Catherine Hill, preuve absolue selon lui du manque de sérieux des chiffres avancés par la chercheuse. Tant pis si tous les autres chercheurs tombent peu ou prou sur les mêmes décomptes. En revanche, le pédiatre s'est bien gardé de parler à son amie de ses contrats de consultant pour Servier, le laboratoire l'appointant 90 000 euros par an pour une prestation d'« ordre exclusivement intellectuel » (*sic*). Les relations de l'ancien patron de l'Inserm avec la firme remontaient à ses études en médecine, au début des années 1970 ; l'industriel organisait alors des préparations au concours de l'internat et lui avait aimablement proposé d'y participer.

Aussi, quand le Pr Griscelli se rend ce 21 juin 2011 au Sénat, à la demande de la rapporteuse de la mission Mediator il est, depuis plus de dix ans, consultant pour Servier.

Le contenu de leurs échanges ce fameux soir sera connu grâce à une écoute téléphonique. Dans le cadre de l'instruction judiciaire, le portable de Jean-Philippe Seta, le bras droit de Servier, est placé sous surveillance. Le 24 juin 2011 une conversation est interceptée entre lui et un dénommé « Claude », identifié par les gendarmes comme Griscelli. Ce dernier se vante auprès de son ami Seta : « Je me suis fichu des choses nulles qui n'avaient pas d'importance mais bien sûr, j'ai regardé les phrases clés, importantes, qui concernaient la responsabilité de Servier. » Il se dit content d'avoir « fait changer pas mal de choses » dans le rapport dont Marie-Thérèse Hermange avait la charge et précise avoir beaucoup insisté : l'étude de « Mme Hill n'était pas scientifiquement valable ». Il explique donc avoir « fait reprendre les principaux éléments » de la note d'un chercheur très favorable à Servier. Seta commente : « Bravo, c'est le plus important. » Puis, se poussant du col, Griscelli avoue avoir « accentué beaucoup les reproches que l'on peut faire à l'Afssaps ». Seta le gratifie d'un : « Oui, voilà très bien... » « Décidément, je n'ai pas, je n'ai même pas besoin de te donner des conseils, poursuit-il, tu anticipes tout c'est parfait. » Ce 21 juin 2011, le Pr Griscelli reste au Sénat aux côtés de Marie-Thérèse Hermange de 19 à 21 h 30. Entre mars et juin 2011, tous les deux auront 46 contacts téléphoniques dont 25 appels.

Le 13 septembre 2011, *Le Figaro* publie un article dévoilant ces écoutes éloquentes. Le lendemain, Servier dément avoir sollicité des modifications dans le rapport sénatorial sur le Mediator, et affirme avoir « toujours assumé ses responsabilités » dans cette affaire « sérieuse et grave ». Le président du Sénat, Gérard Larcher, demande au secrétaire général de l'institution de « vérifier » que les procédures ont été « respectées ». Et, en octobre 2011, le Pr Griscelli met un terme à ses activités de consultant pour Servier.

Puis, le 29 novembre 2012, les juges parisiens Pascal Gand et Sylvie Lefaix, chargés de l'information judiciaire sur le Mediator, se rendent au Sénat pour une perquisition. Leur échange avec le secrétaire général du Sénat est particulièrement savoureux, comme en atteste sa retranscription par un sténotypiste de la Chambre haute du Parlement. Début des agapes à 10 h 35 : « Je suis un peu surpris qu'on ne puisse intervenir aujourd'hui, d'autant que j'ai essayé d'anticiper hier en annonçant notre venue », s'étonne poliment le juge Gand. Alain Delcamp justifie doctement son refus de les laisser entrer en arguant de l'absence du président du Sénat – alors le socialiste Jean-Pierre Bel –, dans l'avion pour le Mexique. « Si je devais livrer le fond de ma pensée, je ne vois pas comment rendre cette perquisition possible avant la semaine prochaine [...]. Ce ne peut être aujourd'hui, cela me paraît certain », explique-t-il alors doctement aux magistrats. « Il ne peut pas être contacté par téléphone au Mexique ? » ose Pascal Gand. « Mais s'il est dans l'avion ? » lui rétorque sans sourciller le secrétaire général. « À son arrivée. Cela prendra moins d'une semaine », ironise le juge.

Droit dans ses bottes, le secrétaire général l'explique aux deux magistrats : le Sénat a déjà, *via* son précédent président, Gérard Larcher, diligenté une enquête interne. Allez, dehors les juges d'instruction, ici nous menons nous-mêmes l'enquête, rentrez chez vous, il n'y a rien à voir ! Et Alain Delcamp, décidément très enclin à livrer son point de vue, va plus loin. Selon lui, Marie-Thérèse Hermange n'est pas « en cause ». « Nous sommes saisis par le parquet de trafic d'influence actif et passif. Elle est donc implicitement mise en cause », lui répond du tac au tac le juge. « J'ai rencontré Mme Hermange dans le bureau du président du Sénat, j'ai rarement vu quelqu'un d'aussi effondré ! Je crois qu'elle ne s'est pas rendu compte », tente encore Alain Delcamp.

Cet échange surréaliste prend fin à 11 h 05 mais les magistrats sont refoulés du palais du Luxembourg. Comme de vulgaires délinquants. Trois semaines plus tard, le 19 décembre, ils envoient une lettre assez marrie à Jean-Pierre Bel :

> Nous avons découvert que le président du Sénat n'était en mesure ni de déléguer ses décisions ni même d'adresser l'autorisation sollicitée à distance, ce qui nous a contraints à renvoyer la perquisition au 3 décembre, soit quatre jours plus tard. Une application respectueuse du principe de séparation des pouvoirs aurait pu limiter ces désaccords à de simples divergences d'interprétation des textes sans que vos services ne commentent ni ne portent d'appréciation sur l'information judiciaire dont nous avons la charge [...]. Nous tenions à vous faire part de ces éléments qui nous paraissent révéler une mise en œuvre problématique du principe de séparation des pouvoirs et qui, en l'espèce, ont perturbé la procédure judiciaire.

Finalement, en avril 2013, le pédiatre et son amie sénatrice sont mis en examen pour trafic d'influence dans cette affaire.

Le sénateur François Autain, secrétaire d'État dans les trois gouvernements de Pierre Mauroy, longtemps socialiste avant de rejoindre le parti de gauche de

Jean-Luc Mélenchon, préside alors cette mission d'information. Nous avons échangé à plusieurs reprises et je l'ai contacté au moment de la parution de l'article sur les écoutes téléphoniques entre son ancienne rapporteuse et le Pr Griscelli. Autain était effondré, atterré et hanté par le désagréable sentiment de s'être fait rouler dans la farine. Bien sûr, les auditions des personnalités entendues faisaient régulièrement l'objet de désaccords entre l'ancien socialiste et l'ancienne RPR, bien sûr, il l'avait bien remarqué, elle était beaucoup plus tendre que lui avec Servier, ce n'était pas difficile ! Autain avait l'impression de s'être fait flouer. Selon lui, cet important travail était réduit à néant, entaché par cette relecture infamante. Il me l'avait confié au cours d'un déjeuner non loin de chez lui, près du cinéma l'Arlequin, rue de Rennes.

Reste que tous ces petits déboires judiciaires, ces « chinoiseries administratives », aurait dit Jacques Servier, ces mises en examen, n'empêchent pas la vie de poursuivre son cours, et c'est heureux ainsi. Le 1er janvier 2017, Marie-Thérèse Hermange est nommée au comité d'éthique de l'Académie de médecine. Dans ce groupe, présidé par l'ancien ministre de la Santé Jean-François Mattéi, « on trouve une autre grande amie de Servier, le Pr Marie-Germaine Bousser, ancien chef du service neurologie de La Pitié-Salpêtrière et membre de l'institut Servier, un *think-tank* promouvant les échanges scientifiques entre le corps médical et l'industrie. D'autres académiciens font d'ailleurs partie du fameux institut : les professeurs Pierre Godeau, François Bricaire, Jean-Pierre Olié, Dominique Richard-Lenoble Jean-Paul Tillement ou Richard Trèves », écrivait *Le Figaro* le 26 janvier 2017.

Ces informations ne plurent pas du tout à la noble institution. Dans des mails internes, elle évoqua en des termes pour le moins injurieux le journal et l'auteure du papier accusés de « bafouer l'académie ». Le chef du service « sciences-médecine », Cyrille Vanlerberghe, n'était pas du genre à se cacher derrière son petit doigt, il décida de ne pas laisser passer et l'Académie, en guise de représailles, menaça le quotidien de rompre son partenariat avec *Le Figaro santé* du lundi. Le secrétaire perpétuel dut faire le déplacement au journal et, autour d'un café avec Cyrille, nous présenta des excuses pour les mails insultants. Le partenariat fut finalement maintenu, tout comme la sénatrice à l'Académie de médecine.

Le 2 juin 2020, le Pr Griscelli, malade, n'a pas pu se rendre à son procès pour trafic d'influence. Souffrant d'une insuffisance respiratoire, il était coincé au Maroc. Pour justifier l'absence de son client au tribunal, maître Jacqueline Laffont (qui se trouve avoir été aussi le conseil de Nicolas Sarkozy, lui-même avocat historique de Jacques Servier) produisait un certificat médical signé par le Pr Gérard Friedlander, membre correspondant de l'Académie de médecine, ex-doyen de l'université Paris-Descartes et... membre du comité scientifique du fameux Institut Servier[1].

Le doyen Friedlander, le Pr Patrick Bruneval, ancien chef du service d'anatomopathologie de l'hôpital européen Georges-Pompidou à Paris et spécialiste des atteintes des valves cardiaques, s'en souvient très bien[2]. Il nous raconte cette jolie histoire : « Il y a quelques années, j'étais souvent nommé expert judiciaire dans des dossiers Mediator. Un jour, j'avais rendez-vous avec mon doyen pour la révision des effectifs hospitalo-universitaires comme le

1. Contacté, le Pr Gérard Friedlander n'a pas répondu à nos questions.
2. Entretiens avec l'auteure, 4 juin 2020 et 4 juillet 2022.

font les chefs de service, chaque année. Je réclamais un poste. L'entretien avait lieu dans son bureau à Pompidou et, au bout de quelques instants, la conversation tourne court. Friedlander me dit qu'il pourrait être intéressant que je rencontre Emmanuel Canet, l'un des dirigeants de Servier. Ce serait utile, et je serais peut-être moins dans l'opposition, selon les termes de Friedlander. J'ai répondu à mon doyen que je ne souhaitais pas rencontrer cette personne de Servier. » L'ex-doyen Friedlander sait payer de sa personne pour venir en aide au laboratoire nécessiteux. Grâce à la déclaration de conflits d'intérêts de son épouse, Anne-Marie Armanteras de Saxcé, ex-conseillère Santé d'Emmanuel Macron à l'Élysée, nous apprenons qu'en 2013, il a planché sur une molécule de Servier prescrite pour l'ostéoporose, le Protelos. Or, à cette date, le médicament fait face à d'importantes difficultés en raison de ses effets secondaires : depuis 2007, il fait d'ailleurs l'objet d'une surveillance renforcée. Puis, en septembre 2011, le gouvernement décide de limiter les conditions de son remboursement. À la même période, Yann Philippin, dans *Libération*, écrit : « Selon un rapport d'inspection du système de pharmacovigilance de Servier, le laboratoire aurait caché aux autorités de santé des effets secondaires liés à ce médicament contre l'ostéoporose, lancé en 2004. » Et de citer un document datant de 2010, réalisé par l'Afssaps à la demande de l'Agence européenne des médicaments (EMA) : « Servier n'aurait pas déclaré aux autorités des cas graves susceptibles de remettre en cause le médicament. Le rapport a été jugé si inquiétant que l'EMA a ordonné une réévaluation de tous les médicaments de Servier, ainsi qu'une nouvelle inspection du labo. » *Libération* rapporte que tout recommence en 2007, quand l'EMA lance une procédure « en urgence » pour informer médecins et patients des nouveaux effets secondaires graves du Protelos, dont le syndrome d'hypersensibilité médicamenteuse (le Dress, potentiellement mortel). Dans le cadre de cette information, l'EMA découvre, au cours de ses investigations, que certains effets indésirables ne sont pas « codés », autrement dit, pas déclarés par Servier. « Si le laboratoire a signalé les effets indésirables sur deux patients, il a omis de signaler que ceux-ci étaient morts ! » conclut *Libération*[1].

En 2013, soit deux ans après les révélations de *Libération*, le Pr Gérard Friedlander participait à une étude payée par Servier concernant le Protelos. Le même Friedlander signait un certificat d'absence pour le tribunal correctionnel en faveur d'un prévenu, le Pr Griscelli, accusé de trafic d'influence en faveur de Servier. La boucle était bouclée. L'étude du doyen s'avéra inefficace pour défendre le Protelos : en mars 2017, à la suite d'un long feuilleton, la firme décidait finalement de le retirer du marché.

Trois mois après l'audience de juin, le Pr Griscelli avait visiblement réussi à regagner la France. Et le 15 septembre 2020, il était interrogé par les juges du tribunal correctionnel de Paris sur le fait d'avoir donné son avis à son amie sénatrice concernant un produit de Servier alors même qu'il était payé par le laboratoire. Claude Griscelli eut ces mots à la barre : « Je n'ai jamais travaillé sur le Mediator, pour moi, c'est comme si ce médicament n'avait jamais existé. » Pugnace, la magistrate revint à la charge pour tenter de comprendre comment, lors des vingt-cinq appels passés à Marie-Thérèse Hermange, il pouvait lui avoir donné son avis alors que ces coups de fil étaient extrêmement brefs, de l'ordre de quelques secondes. Réponse : « En cinq

1. En réponse à cet article, Servier déclare dans un communiqué de presse le 7 septembre 2011 : « Les laboratoires Servier n'ont jamais dissimulé les effets secondaires d'un médicament. »

secondes, je peux dire des choses importantes. Picasso n'a pas mis beaucoup de temps à faire la tourterelle ! En cinq secondes, c'est 500 millions. » Mais Jacqueline Laffont lui coupa alors la parole pour voler à son secours en demandant une interruption de séance. À son retour en salle d'audience, le pédiatre qui se prenait pour l'auteur de *Guernica* était, étonnamment, beaucoup moins bavard.

Le grand médecin et l'ancienne sénatrice ont tous les deux été relaxés le 29 mars 2021. Pour le tribunal, le trafic d'influence n'était pas caractérisé car « la preuve que cette influence réelle ou supposée tendait à obtenir une décision favorable de la part d'une autorité ou d'une administration publique » n'était pas établie, un « rapport d'information » ne pouvant « être assimilé à une décision ». Pour le tribunal, un rapport sénatorial d'information n'a donc pas d'incidence possible sur des décisions notamment politiques. Le parquet n'a pas fait appel. L'ex-conseiller de Philippe Douste-Blazy et l'ex-adjointe de Jacques Chirac sont donc innocents.

Le 1er janvier 2022, le Pr Griscelli faisait partie des décorés de la promotion de la Légion d'honneur. Sur proposition du président de la République, il devenait grand officier. Mais la breloque a fait bondir le Collectif de victimes du Mediator, qui a porté plainte auprès de l'Ordre des médecins pour « faute déontologique susceptible d'être sanctionnée par la juridiction disciplinaire de l'ordre ». Au printemps, l'instance ordinale se joignit à la plainte des victimes du Mediator et décida de renvoyer le Pr Griscelli devant la chambre disciplinaire de première instance de la région Île-de-France. Si une faute est retenue à son encontre, il encourt une peine allant d'un simple avertissement à la radiation. Servier est à Griscelli ce que le sparadrap est au capitaine Haddock.

18

M. Rungis

LES VACCINS ET L'HOMÉOPATHIE FONT DE LA RÉSISTANCE

Au départ il n'y avait rien. Enfin si, juste des poudres, potions, décoctions et infusions. Et puis, un jour, dans les années 1790, un brave docteur britannique appelé Edward Jenner remarqua que les personnes qui s'occupaient de la traite des vaches ne faisaient pas de variole à condition d'être contaminées par une vache malade d'une pathologie à pustule. La vaccination était née ! Pasteur passa ensuite par là et les vaccins se développèrent. Dans cette fin de XIXe siècle, la chimie – en particulier allemande – faisait des découvertes fantastiques. Et les médicaments de synthèse rentrèrent timidement en scène. Il fallut néanmoins attendre 1928 pour voir apparaître la pénicilline, utilisée comme antibiotique plus de dix ans après sa découverte. À la fin des années 1930, une première lumière rouge s'alluma, aux USA, à la Food and Drug Administration (FDA), l'autorité de contrôle des aliments et des médicaments. L'organisme existait depuis le début du siècle, mais s'intéressait, à partir de ce moment, aux bénéfices et aux risques des drogues. En 1937, un antibactérien, le sulfanilamide, fut commercialisé sous forme liquide dans le Tennessee et plus de cent patients décédèrent d'une insuffisance rénale aiguë ; à partir de ce moment la FDA exigea des études de toxicité avant la mise sur le marché de nouveaux médicaments.

En France la poussière met un certain temps pour s'agglutiner : la Révolution instaure le premier contrôle en matière de médicaments pour lutter contre les charlatans aux potions contenant des ingrédients pas connus. Puis, pendant l'Occupation, le 11 septembre 1941 apparaît le « visa ministériel », ébauche de la Commission d'autorisation de mise sur le marché. Un groupe d'universitaires rattaché au Secrétariat à la famille et à la santé est chargé, en ces sombres années, d'attribuer le sésame permettant à un produit de devenir médicament. Lorsqu'au début des années 1960 survient le drame de la thalidomide, antinauséeux prescrit aux femmes enceintes, responsable de graves malformations congénitales, on prend conscience que même après avoir été évaluée, une spécialité commercialisée peut être dangereuse. Naissent alors toutes sortes d'initiatives pour se pencher, dans les universités et les hôpitaux, sur les effets dits indésirables. Une entité se retrouve même, au ministère, à s'occuper de cette science si particulière, la pharmacovigilance. Avec la création de l'Agence française en 1993, tout ce petit monde est regroupé dans une fusion à la fois géographique et culturelle, même si s'organisent à l'intérieur de la structure de nouveaux petits sous-ensembles, bientôt modulables au gré des cabales, copinages, tendances. Tels les continents en fonction des caprices du dieu de l'astre, ça bouge. Reste que la nouvelle religion règne partout et que la création de l'Agence constitue l'An 1 de la nouvelle façon de voir les produits de santé, qui s'applique désormais à tous.

Enfin presque. Car certains tentent de conserver une partie de leur culture et de leur mode de vie passé et, parfois, y parviennent. Voici trois exceptions d'intégration : les antibiotiques, les vaccins, et un ovni très particulier, l'homéopathie.

Les antibiotiques sont destinés à combattre les infections. Notre cohabitation sur la planète avec les bactéries remonte aux origines de la vie. Elles peuvent être des alliées indispensables dans certaines circonstances mais aussi de redoutables ennemies capables de nous tuer les uns après les autres lors des épidémies. Nous possédons, depuis le XXe siècle, des outils pour nous défendre en cas d'attaque. Dans cette guerre, la course à l'armement est permanente car nos adversaires sophistiquent sans cesse leurs systèmes, ceux-ci étant capables de neutraliser, parfois très rapidement, les produits utilisés pour les détruire. Cet arsenal toujours en évolution est l'un des grands défis de notre siècle du fait des résistances, c'est pourquoi il faut toujours trouver de nouveaux antibiotiques pour garder une longueur d'avance.

Dans la lutte contre ces êtres vivants microscopiques, la France a joué un grand rôle au XIXe siècle avec une personnalité remarquable, Louis Pasteur. Ce prolifique chercheur, qui n'était pas médecin, a véritablement créé la microbiologie, une société très fermée, celle des pasteuriens. Être un microbiologiste pasteurien revient à appartenir à un club de type anglais avec ses us et coutumes. Ainsi, dans notre pays, à mon époque, il n'était pas possible de devenir responsable en microbiologie hospitalière ou universitaire sans être pasteurien. À l'Agence, les experts externes travaillant à la mise sur le marché de nouveaux antibiotiques étaient forcément membres du club. Les antibiotiques sont donc un monde très particulier de la recherche sur le médicament. D'autant que la guerre contre les bactéries ne fait pas bon ménage avec les principes de rentabilité immédiate de la nouvelle pharmacie industrielle du XXIe siècle. Les bestioles auxquelles on s'attaque pour ne pas mourir n'ont pas évolué comme nous vers des concepts de respect de la diversité poussé à l'extrême et, en particulier, ignorent l'antispécisme. Leur objectif est simple : nous envahir pour se multiplier. Si bien qu'elles développent des prodiges d'évolution pour combattre nos médicaments. Résultat de ce défi entre elles et nous : nos armes sont souvent dépassées seulement quelques mois ou quelques années après avoir été commercialisées et cela ne fait en rien l'affaire d'une industrie mercantile. Pourquoi dépenser de l'argent pour un traitement qui ne va pas rapporter longtemps ? s'agace celle-ci. La recherche sur les nouveaux antibiotiques a donc déserté le privé. Et si rien ne change, nous serons, dans les prochaines années, désarmés face aux infections comme nos ancêtres l'étaient au XIXe siècle.

Avant 2010 et les grandes réformes de Dominique Maraninchi à l'Agence suite à l'affaire du Mediator, il existait un groupe d'experts externes consacré à l'antibiothérapie, qui se vivait comme un îlot de résistance à la nouvelle uniformité de l'établissement. De ce fait, lors des séances d'autorisation de mise sur le marché, un rituel incroyable se déroulait. Le président de la commission d'AMM passait la parole à son collègue microbiologiste assis au fond de la salle. Celui-ci présentait le sujet d'une voix posée et faible. Comme nous étions en début de séance, les gens se retrouvaient, moment propice aux bavardages, mais lorsqu'il prenait la parole, l'audience écoutait, assistant à un moment hors du temps. Et pour cause : la discussion était exceptionnellement animée et organisée autour d'un laïus récurrent sur l'absence d'innovation de l'industrie et les prévisions apocalyptiques du manque de moyen de défense. « Un jour il faudrait faire quelque chose, oui sûrement un jour, motiver les laboratoires. Mais comment ? » Jamais n'émergeait de réponse. Le président clôturait ce moment évoquant plus une commémoration qu'un exposé scientifique et l'antibiothérapie retournait sur son étagère grisâtre pleine de toiles d'araignées. Ensuite le président du groupe partait, un pasteurien ne s'intéressant qu'à la microbiologie, le reste étant, à ses yeux, pacotille. La parenthèse historique étant refermée, la commission allait pouvoir commencer à s'occuper des affaires.

La pharmacovigilance des antibiotiques est particulière. L'infection laissée à elle-même constitue un risque mortel à cours, moyen et long termes. Avant l'apparition des antibiotiques, une infection chronique pouvait sournoisement vous emmener vers la mort. Je me souviens de l'histoire rapportée par l'un de mes vieux patrons de chirurgie, évoquant un infirmier lentement emporté, sur plusieurs années, par une simple otite, nous décrivant toutes les phases d'extension du mal. Il parlait aussi souvent de jeunes collègues décédés au cours de leurs études car contaminés lors d'un stage par des patients. Pour notre génération de futurs médecins rêvant de faire des miracles en sauvant l'humanité, le récit de sa première expérience d'antibiothérapie releva, dès lors, du conte de Noël. La mort, chez une jeune patiente souffrant de méningite, faisait ses préambules de fièvre et de coma. Mais, très rapidement après la première injection de pénicilline, il l'avait vue ouvrir les yeux et, au bout de quelques jours seulement, s'était réjoui de constater que celle dont on avait annoncé le trépas inéluctable bavardait joyeusement avec sa famille, comme ressuscitée ! Devant de tels miracles, la préoccupation de sécurité était inhibée et il fallait à tout prix gagner. Les dégâts collatéraux des médicaments, on s'en moquait. Généralement ce qui fait disparaître les vieux médicaments, c'est la réévaluation périodique de leur rapport bénéfice/risques. Avec le temps, en connaissant mieux l'activité des produits dans la vie réelle, le facteur risque peut se modifier. Mais le plus souvent, pour les antibiotiques, c'est l'efficacité qui s'effondre du fait des résistances et le retrait du marché qui devient évident. La molécule est désormais inutile. Mais il y a très peu de monde (à part Tours et Nice) en pharmacovigilance pour s'occuper des effets secondaires des antibiotiques.

*

À l'Agence, de manière très étonnante, les vaccins n'avaient pas de place digne de leur pedigree. Pourtant, peu de médicaments efficaces peuvent se vanter de trouver leur origine au XVIIIe siècle. Seule, je crois, la « jouvence de l'abbé Soury », une tisane élaborée à partir de plantes toujours commercialisé deux cent cinquante ans plus tard, les coiffe légèrement au poteau. Mais très honnêtement, elle ne joue pas dans la même catégorie ! Les vaccins formaient donc, eux aussi, un îlot émergé et individualisé.

Les virus sont de drôles de trucs. Bien sûr c'est de la vie mais chez eux, elle est rudimentaire. Nos relations sont encore plus compliquées qu'avec les bactéries. Certes, nous cohabitons avec, là encore, des moments de combat. Quand ils y trouvent une utilité à leur développement, les virus n'éprouvent aucun scrupule à nous envahir et à nous éradiquer. Ils ne font pas de détails et attaquent toute l'espèce humaine, les naïfs comme les autres. Les vaccins, dès lors, constituent à l'Agence un monde particulier, peut-être d'abord à cause de leur ancienneté, puisque des structures les concernant ne sont pas encore agrégées à la planète Agence, comme le Conseil d'orientation de la vaccination qui dépend du ministère de la Santé. Les avis et les décisions concernant leur obligation, mais aussi le calendrier vaccinal, font donc l'objet de négociations entre ces différentes instances, si bien que l'autorisation de commercialisation des vaccins est une compétence d'agence (autrefois française, maintenant européenne) comme pour les autres médicaments mais, pour le reste, on discute de ces produits ailleurs. À la différence de nombreux médicaments, et c'est là une donnée fondamentale, leur utilisation est préventive et non curative. Or la prise en charge de la maladie est liée à notre histoire, nous qui vivons au pays de l'invention du stéthoscope grâce au génial Laennec. La médecine pour un Français, c'est d'abord un beau diagnostic. Après... on fait ce que l'on peut. Le traitement est banalement l'application d'une recette. Alors avec cette philosophie, la prévention n'est presque pas de la médecine, puisqu'il n'y a rien à diagnostiquer, ce qui peut expliquer pourquoi, longtemps, l'Assurance maladie s'est complètement désintéressée du problème et ne la remboursait pas, et pourquoi, la vaccination n'étant pas *stricto sensu* de la médecine, on en a fait une affaire de ministère.

À la commission d'AMM, tous les ans revenait la discussion relative aux vaccins contre la grippe. Ce virus fait partie du club de nos adversaires les plus doués pour tromper nos défenses, lui qui change tout le temps et presque tous les ans, ses nouveaux escadrons, après avoir muté entre autres chez les canards chinois, se lançant à la conquête du monde. Mais le problème pour préparer un vaccin contre ces armadas de mutants est de savoir lesquels vont se répandre. Conséquence, il faut chaque année élaborer de nouveaux produits, et en préparer, avant l'offensive, de grandes quantités, ce qui ne se fait pas en claquant des doigts. Les laboratoires ont mis en place des structures et des processus pour répondre à de tels impératifs. Plus on sélectionne tôt les souches imaginées être celles des agresseurs, plus cela devient un pari. Mais, avantage, on peut étaler la production, donc s'épargner trop d'investissements et réduire les coûts. Parfois on se trompe de souche. Dans ce cas les vaccins sont peu voire pas efficaces. À l'AMM, même si, certaines saisons, l'on était dubitatif sur les performances d'aspirants vaccins antigrippe, un sentiment de résignation prédominait : on n'avait pas d'autre option, donc c'était mieux que rien. Il y avait dès lors un *a priori* favorable de validation. Difficile à accepter pour le non-initié alors qu'autoriser un médicament à l'efficacité douteuse ou incomplète ne me paraît pas choquant quand n'existe aucune alternative plus performante.

En revanche, le scandale propre à engendrer du doute dans la population tient aux communications aberrantes comme celles qu'on a connues pendant la pandémie Covid. Contrairement à la simplification extrême largement utilisée par les politiques, tous les vaccins n'étaient pas équivalents et, dans certaines circonstances, ils n'empêchaient pas la transmission. Simplement, ils réduisaient de façon extraordinaire le risque de mourir pour le vacciné. Plutôt pas mal et miraculeux, même ! Alors pourquoi tant de salades et d'explications fumeuses, quand cette attitude de la part des autorités vis-à-vis de cette classe médicamenteuse engendre une mauvaise acceptabilité de la population ? Parce que le comportement à l'égard des vaccins manque de rationnel dans les deux camps : certains arguments des antivax primaires seraient comiques s'ils ne jouaient pas avec la mort tandis que les certitudes péremptoires des provax sont, quant à elles, parfois étonnantes. Il arrive qu'on soit plus dans l'acte de foi que dans la raison scientifique.

Le point d'ordre du jour de l'AMM consacré aux vaccins contre la grippe passait dans une indifférence totale. L'examen pour leur mise sur le marché était, en exagérant à peine, une formalité. Comme la commercialisation d'une spécialité vaccinale ne dure en général qu'un an, celle-ci étant rapidement remplacée par la suivante, les risques étaient limités. À l'instar de l'antibiothérapie, ce n'était pas un sujet passionnant. En pharmacovigilance, la situation était un peu différente ; la surveillance des vaccins appartenant à un monde vraiment à part, il y avait une originalité dans le déroulement du suivi de sécurité de ces produits : la nécessité de garder à l'esprit l'hostilité d'une partie de la population face à l'obligation vaccinale. Puisque les notifications d'effets indésirables partaient dans tous les sens, il était difficile de séparer les déclarations à prendre en compte des fantaisistes rapportés par des personnes se sentant agressées par le simple fait d'avoir été contraintes à la piqûre. Pendant tout le temps de ma présidence, j'ai été confronté aux problèmes suspectés suite à la vaccination contre l'hépatite B. Et c'était un cauchemar de tenter de faire la part des choses entre les interrogations justifiées et le reste, à savoir un bric-à-brac hallucinant allant des arguments fallacieux des antivax systématiques au narcissisme de quelques chercheurs en mal de sujet, bondissant sur tout et n'importe quoi pour intervenir parce qu'il y avait de la lumière médiatique à recevoir. Ils étaient même prêts à écouter les opposants les plus extravagants, pourvu que l'on parle d'eux.

*

À la fin du XVIIIe siècle, Samuel Hahnemann élabore l'homéopathie et un vieux monde disparaît. La France, déjà en pleine Révolution, dans l'enthousiasme de l'imaginaire d'un nouvel ordre philosophique, clame : « Aux orties, les carcans ! » Fini le clavecin obligatoire dans les orchestres, vive le piano romantique. Dès lors, pourquoi ne pas en finir aussi avec les principes de Galien qui ont réglé la médecine des siècles passés ? Les idées nouvelles foisonnent dans un tohu-bohu où se mélangent des expériences concernant les applications thérapeutiques de l'électricité, l'utilisation du magnétisme par le charlatan Messmer et les réflexions quasi contemporaines sur la physiologie du génial Lavoisier.

Dans ce contexte, l'homéopathie entre en scène en s'appuyant sur des concepts contraires à la physique et à la chimie classiques, étrange façon d'aborder les choses qui a su perdurer jusqu'à nous. Comme, depuis, la médecine conventionnelle s'est prodigieusement développée sur les bases d'une physiologie moderne, a vécu la révolution des essais thérapeutiques et de la médecine des preuves, elle considère avec le plus grand mépris cette technique jugée vaudoue et folklorique. À notre époque, qui considère les essais thérapeutiques comme le socle de la démonstration de l'efficacité d'une substance, l'homéopathie n'a pu gagner ses lettres de noblesse et a été joyeusement rangée dans le fourre-tout des produits à actions par effet placebo.

Pendant longtemps, à l'Agence, les membres de la Commission d'autorisation de mise sur le marché et de la pharmacovigilance utilisaient le mot « homéopathie » uniquement pour plaisanter. C'était même devenu par extension le qualificatif des médicaments inefficaces. Nombre de légendes circulaient sur le sujet, dont celle d'une efficacité douce sans effet indésirable. Logique, répondaient les grands docteurs agacés, puisqu'il n'y a rien dans la soupe et que l'homéopathie est un rêve. Et puis, un jour, coup de tonnerre : la ministre de la Santé prit la décision de mettre un terme à cette situation. Et un beau matin, à l'ordre du jour de la séance d'AMM, collé à l'examen de quelques préparations à base de plantes, est apparue une référence à cette pratique avec, pour nous, l'ouverture d'une discussion relative à la mise sur le marché conventionnelle des granules et autres potions homéopathiques ! Par la suite, le sujet est revenu au programme des séances, grand moment qui me passionnait car il était de ces espaces-temps révélateurs de la bassesse humaine.

Une femme d'un certain âge venait exposer le sujet homéopathie, toujours accompagnée d'une ou deux collègues. Un trio gris passe-muraille, presque invisible. Face à une assemblée moqueuse voire hostile, toutes trois faisaient preuve d'un calme olympien. Lorsque le président passait la parole à la responsable du groupe, on sentait frémir la salle. Un pharmacologue l'assurait : il n'y avait aucune accoutumance à la potion homéopathie. Quelques individus se levaient alors et sortaient, l'heure étant venue pour eux de s'accorder une pause plutôt que de faire subir à leurs oreilles l'audition de pareilles inepties. Quant au reste de l'assemblée, il se livrait à un discret babillement, méprisant et moqueur. Beaucoup se penchaient vers leurs voisins et rivalisaient de plaisanteries douteuses sur ce trio de femmes osant venir nous parler de l'homéopathie. Moi, je les regardais de manière interrogative. Sur les trois, à mon sens, seule une croyait véritablement à ce qu'elle disait, la responsable me paraissant la plus dubitative. Les défenderesses de la discipline folklorique faisaient preuve d'une capacité de résistance stupéfiante. Quand fusaient remarques et questions, la responsable répondait sans la moindre animosité, jamais ne s'énervait. Belle leçon de maîtrise, énorme contraste entre une science méprisante qui, sur le fond avait raison, mais qui écrasait de sa suffisance tous ceux ne pensant pas comme elle. L'interlude charlataniste se concluait, comme les autres séquences de la séance, par un vote. Le président nous l'avait expliqué : nous ne pouvions pas voter tous contre une autorisation de mise sur le marché car cela aurait des conséquences administratives, donc il faudrait justifier notre refus. *A contrario*, nous ne voulions pas nous prononcer favorablement puisqu'il n'existait jamais d'essais en double aveugle pour les produits homéopathiques et que nous ne pouvions donner d'AMM à ces granulés. Alors, pour simplifier la procédure, nous nous abstenions et les plus hostiles refusaient, eux, de prendre part au vote.

Le directeur de l'Agence du médicament validait ensuite, seul, les autorisations de mise sur le marché pour l'homéopathie. Grâce à ce subterfuge, il n'avait pas à passer outre un avis défavorable de la commission d'AMM dans la mesure où celle-ci n'en avait pas délivré ! Ce savant tour de passe-passe dédouanait juridiquement le directeur. Sans avis négatif de notre part, il avait toute latitude pour signer.

19

FAITES ENTRER L'ACCUSÉ

C'est déjà un peu l'hiver en cette fin novembre 2011 et Paris baigne dans un froid sec. Depuis maintenant un an et demi, *Le Figaro* aligne les papiers sur le Mediator : une trentaine en 2010 et quatre-vingt-cinq pour l'année suivante, soit sept par mois ! Les révélations s'enchaînent et, comme souvent, l'une entraîne l'autre. Nous tirons à boulets rouges à la fois sur Servier et sur les autorités sanitaires. Le flot est nourri, régulier, d'autres journaux comme *Libération* et Mediapart sont de la partie. Dans nos médias respectifs, nous le savons tous : il s'agit d'une affaire de santé publique exceptionnelle et d'une expérience journalistique comme on en rencontre rarement dans une vie.

Mais le laboratoire ne goûte pas vraiment ce déferlement. En septembre, l'un de ses avocats, Hervé Temime, estime dans *Le Figaro* que « les règles de procédure ne sont pas respectées » et que son client « est déclaré coupable médiatiquement avant même d'être entendu ». Il condamne « un lynchage médiatique » – tout en prenant la parole dans nos colonnes – et déplore les violations régulières du secret de l'instruction, soit le fait de retrouver dans la presse des actes de la procédure pénale comme des retranscriptions d'écoutes téléphoniques, des comptes rendus d'auditions devant les enquêteurs ou des pièces saisies lors de perquisitions. L'industriel a d'ailleurs porté plainte contre nous tous. Et comme les journalistes ne sont pas soumis au secret de l'instruction (à la différence des magistrats, des avocats, des policiers, des gendarmes ou des experts mandatés lors d'une enquête), cette plainte visait en réalité à envoyer un message à nos sources : on veut savoir qui vous êtes, on vous a à l'œil.

Ce 22 novembre 2011, je suis donc convoquée à la Brigade financière, rue du Château-des-Rentiers, afin d'être entendue dans le cadre d'une commission rogatoire, comme fréquemment dans le cas d'une plainte pour recel de violation du secret. Je patiente un peu au rez-de-chaussée avant de voir arriver le policier avec lequel j'ai rendez-vous. Une fois que nous sommes installés dans son bureau, il me fait décliner mon identité, vérifie mes papiers, lit la plainte. Ainsi que le veut l'usage, il me demande si je suis prête à donner le nom des personnes m'ayant fourni les informations publiées par *Le Figaro*. Il sait évidemment que je vais refuser de répondre et a déjà rédigé le procès-verbal. Nous discutons, il est sympa, il a lu attentivement tous les articles. Il me montre la pile des autres personnes convoquées. À propos du *Canard enchaîné*, il dit : « Eux, ils ne viennent pas souvent. Et comme ce n'est pas toujours signé, nous ne connaissons pas leurs auteurs. » J'acquiesce et me garde bien de lui répondre même si j'ai une petite idée quant à l'auteur évoqué... Il me fait parapher le PV puis nous regardons la pendule accrochée au mur : on doit patienter sous peine de voir la signature apposée avant mon heure de convocation.

Alors, dans le bureau du Château-des-Rentiers, l'officier de police a ces mots : « Il faut continuer, hein ! Il faut des gens comme vous. Ce sont des voyous en face. Ne vous arrêtez pas ! » Je réponds par un sourire, signe le procès-verbal et reprends l'ascenseur. Le rendez-vous a duré moins de dix minutes. Quelque temps plus tard, l'enquête sera classée sans suite.

Le 5 mars 2012, le laboratoire revient à la charge contre *Le Figaro* et nous poursuit pour un papier du 7 février intitulé « Chez Servier, on l'appelait le Merdiator ». Muriel, une ancienne visiteuse médicale (ces commerciaux salariés des laboratoires démarchant les médecins pour vanter les molécules de leur entreprise afin qu'ils les prescrivent aux patients) a fait des confidences aux gendarmes de l'Office central de lutte contre les atteintes à l'environnement et à la santé publique chargé de l'instruction judiciaire ouverte un an plus tôt. Les gendarmes ont entendu une dizaine de visiteurs médicaux de Servier, dont cette Muriel, en septembre 2011. Et, cinq mois plus tard, le quotidien a publié un article reprenant très largement sa déposition, témoignage important car il démonte un à un les arguments de défense de son ex-employeur et tranche avec le discours très policé des salariés de l'entreprise habitués à reprendre la ligne dictée par leur patron.

Plusieurs années durant, la jeune femme a fait la promotion du Mediator. En apprenant qu'elle allait devoir vendre ce médicament aux médecins, elle n'a pourtant pas été enchantée : « J'avais déjà un *a priori* car ce médicament était appelé chez Servier le Merdiator. » Elle a enfoncé le laboratoire en déclarant : « J'ai appris [en 1997], il me semble par des médecins, que le Mediator était un dérivé amphétaminique [...]. Le laboratoire ne nous a jamais fait passer ce caractère anorexigène du Mediator [...]. Par contre, les anciens visiteurs médicaux le connaissaient comme coupe-faim. Ils disaient que le Mediator ressortait des tiroirs au moment où l'Isoméride avait été retiré[1]. Il ne fallait surtout plus parler des propriétés coupe-faim du Mediator. » Comme nous l'écrivions à l'époque, « ses propos contredisent ce qui a été jusqu'à présent la défense du laboratoire. Ce dernier répète que le Mediator est resté commercialisé – alors que tous les coupe-faim et les dérivés des amphétamines ont été retirés du marché français au plus tard en 2000 – parce que ce n'était pas un coupe-faim mais un antidiabétique ».

Puis, les gendarmes lui ont posé cette question : « Quelle était la durée moyenne d'une visite et quel créneau de temps était dédié au Mediator ? » Réponse de Muriel : « Cela dépendait de la saison. Avant l'été, nous avions pour consigne de le présenter de telle façon que le médecin garde en tête le Mediator. Après il reprenait sa place normale dans la visite médicale. Nous suivions les directives pour l'ordre de présentation des spécialités. Si j'avais le secteur du Mediator un peu à la traîne, je devais faire en sorte d'atteindre mes objectifs. Un directeur régional nous a même dit un jour en réunion que nous devions être premiers ce mois-là et nous a dit : “Quitte à passer sous la table les filles, il faut y arriver.” »

Le Mediator était vendu avant l'été. En l'expliquant, elle confirmait donc son positionnement pour perdre du poids. Quant aux techniques de vente, elle a développé : « Dans le réseau Servier, les belles filles, les blondes aux yeux bleus comme moi étaient plus facilement

1. Ce coupe-faim de Servier a été retiré du marché en 1997.

recrutées. Les médecins connaissaient les techniques de recrutement de Servier sur les critères physiques. Je peux même vous dire que lorsque je suis arrivée chez Servier, Mme Compagnon[1] nous faisait une formation sur la tenue et la façon de se tenir. Elle mesurait même la longueur des jupes de certaines. » Enfin, Muriel a confié aux gendarmes qu'en 1999, après dix ans dans le groupe pharmaceutique, qu'elle avait décidé de partir « car [elle en avait] assez de dire des choses sans aucun sens ».

Inutile de le préciser, ce papier n'est pas apprécié par Servier. La firme décide de nous attaquer en vertu de l'article 38 de la loi du 29 juillet 1881 disposant qu'« il est interdit de publier les actes d'accusation et tous autres actes de procédure criminelle ou correctionnelle avant qu'ils aient été lus en audience publique et ce, sous peine d'une amende de 3 750 euros ». Le laboratoire fait le choix de ne pas opter pour la diffamation qui permet, elle, de débattre du fond, autrement dit, ici, du fait de savoir si le Mediator est bien un coupe-faim, ce que Servier a toujours démenti. L'idée du labo est d'obtenir la condamnation du *Figaro* pour avoir reproduit, et en détail, le contenu d'un procès-verbal mais, surtout, de faire jurisprudence afin que plus aucun média ne se livre à cette pratique. Comme l'a dit Lucy Vincent, alors porte-parole de Servier, à une journaliste : « On essaie avec Jouan et, si ça marche, on le fera pour tous les autres. » Mais dans sa stratégie, Servier commet une lourde erreur : il recrute, pour sa défense, Yves Baudelot qui, à l'époque, est l'avocat du *Monde* et du *Canard enchaîné*. Autrement dit, si Baudelot, conseil de Servier,

1. Chargée de la formation.

gagne contre *Le Figaro* en nous faisant condamner pour avoir reproduit un acte de procédure pénale, ses autres clients (ces deux journaux) s'en trouveront fortement pénalisés, eux qui publient régulièrement des PV dans leurs pages. Je passe plusieurs coups de fil au *Monde* et au *Canard* afin de prévenir les copains de cette procédure initiée par leur conseil. Ils ne sont pas contents, et c'est un euphémisme.

Le 2 juillet 2012, le tribunal de grande instance de Paris condamne la publication du témoignage de Muriel pour « violation de l'article 38 ». *Le Figaro* fait appel. Avec Christophe Bigot, avocat du journal, commence une longue collaboration, toujours en cours aujourd'hui. Si certains conseils de journaux se soucient exclusivement de leurs amitiés et dîners en ville au point d'être si timorés qu'il leur faut avaler un bêtabloquant à l'arrivée par la Poste d'un banal droit de réponse, ce n'est pas le cas de Bigot. Il aime profondément les journalistes et la presse, et surtout, atout considérable, n'a pas peur de monter au front. Je ne l'ai jamais vu censurer un papier avant parution, le muscler en vue du combat en revanche, si. Avec lui, on n'écrit jamais en deçà par peur, on fonce car on se sait équipé pour. Sans sa présence en back-up, beaucoup de papiers n'auraient jamais vu le jour.

Été 2012, dans son cabinet près de la place des Victoires, nous réfléchissons à la stratégie à mettre en œuvre. Quelles personnes faire venir pour témoigner en notre faveur ? Germe l'idée de faire déposer le président de la mission d'information au Sénat sur le Mediator, le parlementaire François Autain. De fait, le secrétaire d'État de Pierre Mauroy, devenu mélenchoniste, vient à la barre témoigner en faveur du *Figaro*. Il y avait dans le regard de ce dernier une certaine gourmandise à l'idée de défendre le journal de la droite française dans un procès face à Servier dont Nicolas Sarkozy fut longtemps le conseil. Face à Yves Baudelot, le sénateur prend un malin plaisir à parler du *Canard enchaîné*.

Le 24 octobre 2012, la cour d'appel de Paris nous donne raison, condamnant Servier à nous verser la somme de 10 000 euros. L'histoire ne s'arrête pas là car le fabriquant du « Merdiator » choisit de nous emmener en Cassation. En mars 2014, soit après deux ans de procédure, c'est une nouvelle victoire pour *Le Figaro*. Avec attendus sévères : « L'application de l'article 38 de la loi du 29 juillet 1881 à la publication incriminée constitue une ingérence dans l'exercice du droit à la liberté d'expression disproportionnée et ne répondant pas à un besoin impérieux de protection de la réputation. » Et la cour de conclure que « l'affaire du Mediator avait trait à un problème de santé publique » et qu'informer à son sujet « revêtait un caractère d'intérêt général ». Servier indique vouloir saisir la Cour européenne des droits de l'homme. « Comme le font tous les bandits », selon l'expression moqueuse d'un copain pénaliste. Finalement, le laboratoire n'ira pas au bout.

Après cette défaite contre *Le Figaro*, Yves Baudelot perdit ses vieux clients, *Le Monde* et *Le Canard*. Rencontré à la fête annuelle de l'hebdomadaire satirique, l'avocat me dira sans rire, droit dans les yeux : « Vous avez gagné... mais pour de mauvaises raisons. » Un mauvais perdant.

Servier ne fut pas le seul à vouloir mettre un terme aux articles du *Figaro*. L'Agence du médicament s'y employa, elle aussi, et à plusieurs reprises. Tout a commencé par la lettre du directeur général Jean Marimbert à Étienne Mougeotte de l'été 2010. Plusieurs années plus tard, le 14 novembre 2016, face à de nouvelles pressions nous publions le communiqué suivant :

> Les Sociétés des journalistes du *Figaro* et de Mediapart dénoncent les méthodes de l'Agence du médicament (ANSM) dans l'affaire de l'essai clinique de Rennes[1]. Dominique Martin, actuel directeur général de l'agence, n'apprécie pas le travail rigoureux de certains journalistes, et préférerait une presse plus complaisante et plus docile. Le 28 octobre, Dominique Martin a écrit à la direction du *Figaro* et de Mediapart à qui il n'hésite pas à demander « de bien vouloir cesser de citer nommément les agents de l'ANSM ». Il exige aussi que ces deux médias retirent les noms figurant dans les précédents articles mis en ligne depuis... janvier dernier. L'une des fonctionnaires de l'ANSM, Farida Ouadi, a de son côté fait envoyer par ses avocats, aux deux mêmes journaux, une mise en demeure. Elle exige que l'on cesse de divulguer son identité. Ni Dominique Martin, ni les avocats de Madame Ouadi, ne s'appuient sur le moindre fondement juridique qui imposerait de respecter l'anonymat des agents de la fonction publique et qui justifierait leurs demandes. Monsieur Martin, qui fut membre du cabinet de Bernard Kouchner, ministre de la Santé (2001-2002), et Madame Ouadi, salariée de l'ANSM, travaillent tous deux dans une agence nationale, qui, à ce titre, a des comptes à rendre aux citoyens. Retirer les noms de personnes citées dans des articles déjà publiés, tout comme s'interdire de les nommer à l'avenir, est contraire à notre métier, celui d'informer. Et cela, d'autant plus que ces personnes ont été parties prenantes dans la chaîne de décision qui a conduit à l'accident mortel.

1. Le 17 janvier 2016, Guillaume Molinet, 49 ans, trouvait la mort lors d'un essai clinique à Rennes et cinq autres volontaires étaient hospitalisés avec de graves troubles neurologiques. Après cet accident, l'ANSM, tout comme le laboratoire portugais Bial, s'est retranchée derrière le secret industriel et médical pour ne pas communiquer les documents relatifs à l'essai à la communauté internationale. Cette dernière voulait savoir si des molécules du même type étaient alors en cours d'essai pour interrompre les tests. L'Agence et l'Igas allaient dédouaner l'ANSM de ces manquements.

L'ANSM a validé l'essai clinique de Rennes qui s'est soldé en janvier 2016 par la mort d'un volontaire et l'hospitalisation de quatre autres. Les enquêtes du *Figaro* et de Mediapart ont mis en cause les conditions dans lesquelles l'ANSM a autorisé cet essai et ont soulevé la question de savoir si l'agence avait rempli sa mission principale, qui est d'assurer la sécurité des médicaments et des produits de santé.
Une information judiciaire est actuellement ouverte des chefs d'homicide involontaire et de blessures involontaires. Les Sociétés des journalistes du *Figaro* et de Mediapart jugent les requêtes de Dominique Martin et de Farida Ouadi inacceptables et réaffirment leur volonté de poursuivre leur travail d'information, sans céder aux tentatives d'intimidation.

Un communiqué commun des sociétés des journalistes du *Figaro* et de Mediapart, du jamais-vu ! Trois mois plus tard, Dominique Masset, chef de pôle à l'Agence, passe à l'attaque et demande au *Figaro* un droit de réponse à l'article publié le 10 octobre 2016 et titré : « Essai clinique de Rennes : les SMS édifiants de l'Agence du médicament ». Quelques mois plus tôt, à la suite d'un papier du *Figaro*, l'Agence du médicament a fait l'objet d'une perquisition. Le 13 avril 2016, dans cet article, cosigné avec mon binôme pour ce dossier, Damien Mascret, j'explique comment l'Agence a rédigé un rapport d'enquête interne confidentiel signé par Cécile Delval, alors directrice de l'évaluation. Le document est certes embarrassant pour le promoteur de l'essai clinique, Biotrial, mais aussi pour l'Agence qui l'a autorisé. Le contexte est assez trouble car la fameuse Cécile Delval a quitté l'Agence seulement quatre jours après la parution de l'article. Pire encore, l'Agence a reçu la visite des enquêteurs pour récupérer le rapport évoqué par *Le Figaro* : lors de cette perquisition, les gendarmes ont notamment saisi le téléphone portable de Farida Ouadi, l'une des évaluatrices. Durant quatre mois, celle-ci a échangé pas moins de 263 SMS avec des membres de l'ANSM concernant l'essai clinique de Rennes, courriers particulièrement cyniques. Dominique Masset, alors chef du pôle qualité pharmaceutique, sécurité virale et non clinique, assiste aux réunions à l'Agence en février et mars 2016. Il s'agit pourtant d'un comité scientifique spécialisé temporaire (dit CSST), présenté comme un groupe d'experts « externes » et « indépendants ». *Le Figaro* écrit donc : « Installé au fond de la salle, Dominique Masset envoie moult SMS à ses collègues avec une obsession : que le CSST dise que l'Agence a eu raison de valider l'essai. Pas un mot en revanche pour le patient décédé et ceux qui ont dû être hospitalisés. »

Masset se moque des experts présents, notamment du Pr Jean-Louis Montastruc, chef du service pharmacologie de Toulouse. Selon lui, Montastruc dit « n'importe quoi ». Mais le comble est atteint avec un texto à propos de Walter Janssens, de l'Agence belge du médicament. Le 24 mars à 15 h 44, Dominique Masset écrit : « Il déraille le Belge, c'est l'effet des attentats. » L'avant-veille, l'attaque terroriste suicide de Bruxelles revendiquée par l'État islamique a fait 32 morts et 340 blessés dans le métro et à l'aéroport...

Cet article fait donc l'objet d'une demande de droit de réponse de Dominique Masset[1]. Mais l'avocat du journal, Christophe Bigot, préconise de ne pas le passer, contrairement aux pratiques habituellement en cours dans beaucoup de titres, prenant ainsi le risque d'une insertion forcée, c'est-à-dire d'une décision de justice nous imposant

1. Dominique Masset avait précisé qu'il s'agissait de SMS issus de « téléphones personnels » saisis par la justice « et d'échanges sur le vif ». Il avait assuré que ce papier lui prêtait « des propos outranciers et empreints de froideur, d'indifférence et de cynisme tant à l'égard d'experts mondialement réputés qu'à l'égard des victimes ».

la publication. Suite à notre refus, Dominique Masset assigne *Le Figaro* en référé le 16 mai 2017. Le 20 juin, le tribunal de grande instance de Paris donne raison au journal. Le droit de réponse n'a donc jamais été reproduit. Dominique Masset fait appel. En vain car le jugement est confirmé en appel et le chef de pôle à l'Agence du médicament, condamné à nous verser 3 000 euros.

Toutes ces actions en justice – simple droit de réponse, diffamation ou encore celle concernant l'article 38 – répondent à plusieurs objectifs : obtenir du patron du journal qu'il calme ses journalistes remuants et épuiser ces derniers en leur faisant perdre du temps à organiser leur défense. Enfin, une victoire face à un journal les asticotant régulièrement permettrait de dire à l'opinion publique peu au fait du droit de la presse : vous voyez, on a raison puisque le titre a été condamné ! Autrement dit, notre médicament n'était pas si dangereux et n'a pas causé autant de décès étant donné que le journal qui n'a de cesse de le répéter a perdu contre nous.

En outre, il faut savoir que ces procès se tiennent souvent dans un climat tendu. Une anecdote illustre les relations parfois dures entre journalistes et ténors du barreau en marge des affaires judiciaires sensibles. Fin mai 2014, peu de temps après notre victoire en Cassation, à propos d'un papier sur l'affaire Bygmalion, Hervé Temime, l'avocat de Jacques Servier et du laboratoire, me passe un coup de fil courroucé. Sa colère est tonitruante, le téléphone fait des larsens, il hurle au point de lâcher cette phrase : « Vous m'avez tellement fait chier avec Servier que vous êtes désormais mon ennemie personnelle et la vie est longue. » Et on le sait, l'espérance de vie augmente !

20

LES BARBOUZES

« Très bien tout le travail entrepris depuis des années sur Servier. Mais tu as oublié l'essentiel : les liens des laboratoires, en général, avec les services de renseignements français. Dommage, tu es passée à côté. Tu fais des cercles concentriques autour du pot mais ne vois pas que c'est beaucoup plus complexe et vaste. Il s'agit d'un système. » *Clang*. Gorge Profonde a déjà raccroché. Sans un mot de plus. Un coup de fil comme lui seul sait en passer, sec et lapidaire, au beau milieu de l'été 2019, un mois avant l'ouverture du procès Mediator. Quelque temps plus tard, un jour de meilleure humeur, je lui demanderai plus d'explications et détails. En vain. Il ne m'en indiquera jamais plus. Le robinet sera fermé. Parfois, même les meilleures sources restent muettes.

À quoi faisait référence Deep Throat ? Les méthodes barbouzes de recrutement de Servier ? Elles sont connues depuis longtemps, et documentées dans *Le Canard enchaîné* depuis 1999. L'hebdomadaire révélait alors comment le laboratoire abritait, dans un appartement de son président, une officine n'apparaissant dans aucun organigramme de l'entreprise et composée d'une trentaine d'anciens de la police, de la Direction de la surveillance du territoire (DST) et de la Direction générale de la sécurité extérieure (DGSE). Autrement dit, les services de renseignements. Mieux, un ex-employé licencié de Servier était allé s'entretenir avec le procureur de Nanterre – à l'époque, Yves Bot (aujourd'hui décédé) – pour lui raconter la façon si particulière de recruter du laboratoire, et avait livré cette information : en Russie, celui-ci servait de couverture à la DGSE. Bot l'avait écouté mais la plainte de l'ex-agent secret avait été classée sans suite. Bot deviendrait plus tard un proche de Nicolas Sarkozy, ex-conseiller personnel de Jacques Servier.

De mon côté, une salariée recrutée dans les années 1980 a raconté la façon dont elle a été sélectionnée : « Ils nous demandaient des contacts pour se renseigner sur nous. Ils voulaient cerner notre personnalité. Pour entrer chez Servier, il faut être doux, gentil et ne pas avoir de mauvaises fréquentations ou de parents syndiqués. La méthode m'avait interpellée, je la trouvais un peu particulière mais comme j'avais besoin de ce job, je me suis laissé faire, j'ai joué le jeu. » Pour rejoindre Servier, mieux valait se fondre dans la culture d'entreprise, éviter de poser des questions, les vagues aussi. La salariée du Loiret continuait : « Tant que c'était M. Servier, il a toujours pris soin, malgré tout, de nous. Bien sûr, il nous cachait des choses mais nous étions considérés, encouragés. En fait, il nous endormait avec de beaux discours mais au moins nous avions nos augmentations, nos primes, l'intéressement, la participation. Il nous a tenus en nous payant bien. C'était paternaliste, rassurant, et nous n'entendions que ce que nous avions envie d'entendre. Quand on ne veut pas voir, on ne voit pas. »

M. Rungis se souvient d'un événement du début des années 1980. Servier l'avait invité à participer à un voyage au Brésil destiné à promouvoir l'un de ses produits, le Survector, un antidépresseur mis sur le marché en 1978 qui fut retiré en 1999 en raison des risques de dépendance qu'il créait et de sa toxicité sur le foie. Un voyage intime d'une dizaine de personnes avec psychiatres du laboratoire et conférencier. On avait demandé au pharmacovigilant de Brest de parler de la dépression chez les personnes âgées. Au départ, M. Rungis fut un peu surpris. Certes il enseignait aux internes en psychiatrie, mais comme spécialiste de cinétique, c'est-à-dire de l'étude de la vitesse des réactions chimiques, soit une discipline assez éloignée de celle d'un clinicien. Par ailleurs, le Survector ne lui semblait pas une molécule de première importance mais un simple psychostimulant à la réputation moyenne en termes de sécurité, ses propriétés stimulantes se voyant souvent détournées afin de transformer le patient en pharmacodépendant. Enfin, au Brésil, la pyramide des âges n'indiquait pas vraiment une surreprésentation de personnes âgées. Pourquoi diable développer ce produit dans ce pays ? Au départ, il n'était donc pas motivé pour effectuer ce voyage mais comme Servier était l'un des sponsors de l'unité Inserm de Rennes avec laquelle il travaillait, et « l'un des laboratoires pouvant aider à développer [leurs] activités d'essais thérapeutiques », il avait accepté.

En arrivant à Rio, la petite troupe est conduite à l'hôtel, près de la superbe plage de Copacabana, avec vue sur le pain de sucre. Ambiance carte postale. Quoi de mieux pour faire la publicité d'un antidépresseur ? Sitôt l'équipe débarquée, un grand gaillard sportif et sympathique, délégué de Servier pour l'Amérique du Sud, fait aux visiteurs un petit débrief : le Brésil est une terre à risques où il est possible de se faire attaquer à chaque coin de rue, donc prière de déposer ses affaires précieuses au coffre de l'hôtel et, pour sortir, pas de papiers, juste une photocopie ainsi qu'une carte de crédit et un peu de monnaie pour donner le change en cas d'agression. Rapidement M. Rungis veut aller à la plage. La réception lui conseille de ne rien laisser sur le sable et de trouver une place pas très loin du garde. Médusé, il découvre le « maître-nageur » portant un revolver à la ceinture. Il l'assistera au déjeuner.

En fin de journée, le groupe de Frenchies se rend à une réception précédant le speech de M. Rungis, allocution de cinq minutes, montre en main. Dans la soirée, autour du buffet, il discute avec le délégué Servier. À son grand étonnement, celui-ci ne connaît rien à la science, rien à la pharmacologie. Travaille-t-il réellement dans l'industrie pharmaceutique ? Comme il le trouve débrouillard à défaut d'être calé en médicaments, M. Rungis lui demande où il peut acheter deux petites aigues-marines pour une amie. Réponse de l'homme mystérieux : « Demain, je viens te chercher. Je passerai la journée à te faire visiter des endroits que tu ne verras jamais autrement. » Le rendez-vous est pris. Avant de monter dans sa voiture garée devant hôtel, le pharmacologue s'enquiert de la sécurité de l'escapade. Il raconte : « Le délégué de Servier part dans un grand éclat de rire, ouvre la boîte à gants et montre son revolver. Je lui demande quel est l'intérêt de cet outil pour discuter médicaments et thérapeutique. Ma question l'amuse beaucoup. Le lendemain, nous allons nous promener, rentrons dans les favelas. "Personne ne vient ici, c'est trop dangereux, mais avec moi tu ne risques rien je les connais", me dit-il. À chaque fois que nous nous arrêtons, il prend le joujou. Voilà de la visite médicale musclée. Il m'emmène enfin dans un bouge où j'achète de petites pierres à un prix dérisoire. “C'est un prix d'ami, ils me doivent bien ça”, rigole l'homme de Servier. Je ne savais pas que représenter une entreprise de médicaments conduisait à de telles fréquentations. Je suis de plus en plus intrigué. » À ce moment, M. Rungis pose une question qui va signer la fin de leur amitié naissante : « Mais Servier, c'est vraiment ton boulot ? »

Le professeur de pharmacologie de Brest narre alors à son interlocuteur un épisode remontant aux années 1980, à l'époque où il était marié avec une Mauricienne. La jeune femme était la nièce du dernier gouverneur et, pour garder le pouvoir en famille, le premier président de la République locale était son cousin. L'année suivante, M. Rungis reçoit une étrange invitation de la part du secrétariat général de la Défense nationale français. On lui demande avec insistance de se rendre à Paris pour trois jours, frais de déplacement et d'hébergement pris en charge, pour un rendez-vous au secrétariat général de la Défense nationale, aux Invalides. Il obtempère. Le jour dit, trois personnes patientent dans une petite salle quand apparaît le secrétaire général en personne qui explique à ses invités savoir tout sur eux, leur présente les exposés à venir et les informe de la visite d'un centre d'écoute et d'un site de la DST. « Le dernier jour, nous allons à la DGSE où le patron de l'époque, l'amiral Lacoste, s'entretient avec moi. Les services de renseignements français sont très inquiets, me dit-il. L'un des ministres du nouveau président de l'île Maurice a fait ses études à Moscou et la France redoute que la Russie prenne le port en eaux profondes, au détriment des États-Unis. Or celui qui tient l'île Maurice, tient tout l'océan Indien. On me propose donc de devenir agent avec couverture, ce que je refuse, ma femme n'étant pas vraiment motivée. »

Au Brésil, au responsable de Servier, il confie donc cet épisode rocambolesque. L'autre « comprend que j'ai compris. Et lui, jusque-là si chaleureux avec moi dit juste : "Je te raccompagne." Durant les trois ou quatre autres jours au Brésil, il était devenu glacial, m'évitait. Et ne m'adressa plus la parole. »

Plus généralement, M. Rungis assure que « l'industrie pharmaceutique rapporte autant à la mafia que l'immobilier ou la drogue. Sauf que c'est sans risque grâce au marché parallèle ». Des discussions sur le sujet avec des membres du ministère des Finances et des salariés de certains laboratoires lui reviennent en mémoire. « Il y a quinze ans, raconte-t-il, la quantité de principe actif fabriquée dans un certain nombre de produits opioïdes était supérieure à ce qui se vendait sur le marché. Le reste était donc utilisé ailleurs. Les labos ayant délégué à des prestataires de services la synthèse des principes actifs, ils ont donné les voies de synthèse et ces principes sont, désormais, synthétisés dans ces boîtes. Résultat, c'est incontrôlable. Le marché parallèle est irrigué de cette façon, soit en toxicomanie, soit pour fabriquer des faux médicaments. Il y a là un marché monstrueux. »

Autre histoire, plus récente, puisque remontant à mars 2020, soit au premier confinement. Une pandémie venue de Chine touche le monde entier, le SARS-CoV-2. Face à la maladie, pouvoirs publics et médecins sont démunis. À cette date, à part constater les symptômes, on ne sait pas encore vraiment quoi faire pour contrer le virus. C'est le temps du Doliprane. À Marseille, un personnage complexe, le Pr Didier

Raoult, croit avoir trouvé la solution miracle : l'hydroxychloroquine. Ses méthodes sont déjà largement contestées par le milieu mais le gouvernement choisit par prudence de s'approvisionner. Mi-avril, Emmanuel Macron va même lui rendre visite et dit avoir « beaucoup de respect » pour le professeur avant d'ajouter : « Mon devoir, c'est que toutes les pistes thérapeutiques poursuivies aujourd'hui puissent faire l'objet d'essais cliniques rigoureux, et les plus rapides possible, pour qu'on trouve un traitement. »

La France achète une tonne de la pilule magique en Chine. Et qui sollicite-t-elle comme intermédiaire ? Servier. Alain Eygreteau, qui dirige la société Selectchimie France, l'un des fournisseurs de Servier en hespéridine, utilisée pour fabriquer le Daflon et synthétisée en Chine à partir d'orangettes récoltées dans le pays, sollicite l'entreprise *via* un mail à Ellen Sun Guixiang :

> Chère Ellen, J'ai besoin de votre aide ! Nous avons acheté 1 000 kg d'Hydroxychloroquine pour l'armée française (en copie de ce message). Nous utiliserons probablement un avion militaire pour importer cette marchandise en France le 1er avril depuis l'aéroport de Tianjin. En attendant, j'ai besoin que vous acceptiez de garder pour nous la marchandise dans votre entrepôt de l'usine Servier de Tianjin pour sécuriser la marchandise car beaucoup de gens veulent ces 1 000 kg maintenant. Puis-je [...] donner votre adresse au fournisseur pour livrer les marchandises à votre usine en attendant l'avion militaire ? Merci d'avance pour votre aide.

Réponse dans la foulée : « Cher Alain, désolée de ne pas pouvoir prendre de décision, l'usine de Tianjin ne peut pas stocker le matériel qui n'est pas pertinent avec nos produits conformément aux exigences locales en matière de bonnes pratiques de fabrication. Nous ne sommes pas autorisés à le faire. Merci pour votre compréhension. Cordialement ! »

Le lendemain, changement subit de ton. Ellen Sun se montre beaucoup plus aidante : « Cher Alain : Veuillez trouver mon adresse ci-dessous pour la livraison de 1 000 kg d'Hydroxychloroquine : Veuillez nous indiquer le contact local afin que nous puissions suivre l'expédition. »

Alain Eygreteau la remercie puis, le 26 mars 2020, à 9 h 29, François Caire-Maurisier, commandant de la pharmacie centrale des armées, se fend d'un mail et répond à la cantonade : « Tous mes remerciements les plus chaleureux à tous pour nous avoir permis cet approvisionnement stratégique pour l'armée française. Cordialement, François. »

Ainsi, pendant cinq jours, jusqu'au 1er avril 2020, l'usine Servier de Tianjin a abrité pour le compte du ministère français de la Défense une tonne d'hydroxychloroquine. Il faut dire que le siège de la pharmacie centrale des armées est basé à Fleury-les-Aubrais, dans le Loiret, soit à 10 kilomètres seulement du centre Servier de Gidy, où a été fabriqué le Mediator pendant plus de trente ans. Alors, nécessité de parer au plus pressé dans un contexte chaotique de pandémie mondiale ou proximité récurrente de l'État français avec Servier ?

Après l'affaire du Mediator, les politiques de tous bords n'ont pas eu de mots assez durs pour le laboratoire, seul vrai responsable, selon eux, de cette faillite sanitaire. Pour autant, aucune décision de sanction n'a été prise à son encontre.

En mars 2017, le Pr Jean-Jacques Mourad, interniste à l'hôpital Avicenne de Bobigny (Seine-Saint-Denis), est le conseiller Santé du candidat à la présidentielle

Emmanuel Macron, tout en étant proche du fabriquant du Mediator. Le Formindep, une association militant pour une information médicale indépendante, relève le conflit d'intérêts et pointe les déclarations du futur chef de l'État. Elle ajoute que Mourad était un grand spécialiste de l'hypertension, et que, dans son catalogue, Servier a des hypotenseurs comme médicaments phares. Or le candidat Macron a fait un discours, le 6 janvier 2017, regrettant la fin du référencement de l'hypertension artérielle dans les affections longue durée, en déclarant notamment : « Je veux que les hypertendus sévères soient désormais pris en charge à 100 % par l'Assurance maladie » et en concluant : « Quand vous faites du mal à vos laboratoires pharmaceutiques, comme on l'a fait, ils détruisent de l'emploi, ils ferment des sites. » Jacques Servier ne l'aurait pas contredit, lui qui aimait à dire : « Il faut toujours regretter les mesures contre le médicament français [...]. Il y a une tendance constante à alourdir le carcan dirigiste. » Face à la bronca, le Pr Mourad avait dû démissionner de ses fonctions de conseiller du futur président.

En mars 2022, un mois avant la dernière présidentielle donc, le ministère de l'Économie annonce de son côté une subvention de 800 000 euros accordée au site de Gidy, où était autrefois produit le Mediator. Objectif : « Relocaliser la production de médicaments d'intérêt thérapeutique majeur dans le domaine cardiovasculaire » afin que la France retrouve sa « souveraineté pharmaceutique ». *Le Canard enchaîné* du 23 mars 2022, sous la plume d'Isabelle Barré, dévoile les molécules en question : Vastarel, Coversyl, Fludex, Triplixam et Preterax. Or il y a problème pour deux d'entre elles. Le Triplixam prescrit contre l'hypertension artérielle présente, selon la

HAS, « un service médical rendu insuffisant pour justifier d'une prise en charge par la solidarité nationale » ; il n'est donc pas remboursé, faute d'intérêt. Quant au Vastarel, non seulement son efficacité est « faible » mais il peut provoquer des effets indésirables graves de type neurologiques et hématologiques. Et il n'est plus remboursé depuis dix ans.

L'annonce de l'État d'aider Servier provoque un tollé chez les victimes du Mediator. Irène Frachon remonte au front : « Je trouve lamentable que la pression médiatique soit nécessaire pour faire régner simplement la décence de ne pas subventionner un labo criminel et notamment son usine à poison. Cela traduit aussi un manque de discernement de la criminalité à col blanc où l'on ne sait plus ce qu'est un délit ou une faute ou une erreur, et c'est inquiétant. »

Le 26 mars, deux semaines avant le premier tour de l'élection présidentielle, marche arrière, toute. « Compte tenu de cette émotion que nous entendons, et dans un esprit d'apaisement [...], nous avons décidé d'annuler cette subvention au bénéfice du site de Gidy », déclare le ministère délégué à l'Économie. Agnès Pannier-Runacher décroche même son téléphone pour parler à Lisa Boussinot, une avocate représentant le Collectif de victimes du Mediator dont la mère, Pascale Sarolea, est décédée en mars 2004 à l'âge 52 ans. Un appel en demi-teinte : « Nous continuerons à travailler avec eux, vous savez, c'est un petit laboratoire français, pas comme les grandes industries pharmaceutiques tel Pfizer. »

L'État français ne se fâche pas avec Servier. Jamais. Faire les gros yeux et lancer des noms d'oiseau, oui. Se brouiller, non. Il faut savoir se rendre service.

21

M. Rungis
ET L'ON INTIMIDA

Mars 2011, un vendredi soir. Dernier vol pour Brest depuis Roissy. J'atterris en Bretagne, ma voiture m'attend au parking de l'aéroport, je la prends pour rentrer chez moi, dans l'une des rares maisons de la ville ayant survécu à la guerre. Je retrouve mon épouse ; notre fille, une adolescente d'une quinzaine d'années, assiste à un spectacle au Quartz, le complexe théâtral de Brest, il faudra aller la chercher, vers 23 heures. Tout en bavardant, je regarde mon téléphone, je ne l'ai pas réactivé depuis la descente de l'avion. Appel avec message. Si le numéro m'est inconnu, je reconnais en revanche immédiatement la voix : « Bonsoir, ici Aquilino Morelle. » Oui, celui de l'Igas, mon Grand Inquisiteur qui répétait en boucle : « Qu'est-ce qu'il attend pour reconnaître sa responsabilité et signer ? » Depuis le cauchemar de cette audition, trois mois ont passé. Je suis terrorisé, pourquoi cherche-t-il à me joindre ? J'essaie de me calmer et réécoute : « Peu importe l'heure à laquelle vous trouvez ce message, rappelez-moi de toute urgence à ce numéro. » Je fais écouter à mon épouse pour être certain de ne pas avoir compris de travers.

Je le rappelle. Il décroche. Tout de suite après m'avoir remercié de prendre contact, Aquilino Morelle se lance dans un exposé :

– Ne vous inquiétez pas, tout est sous contrôle, il y a juste quelques précautions à suivre. Vous êtes chez vous ?

– Euh, oui...

– Voilà, il y a un petit problème de sécurité pour vous et votre famille... Pendant quelque temps, vous allez tous devoir prendre des précautions. Par exemple, se souvenir toujours d'une chose : on ne marche pas au bord du trottoir, une voiture pourrait vous renverser. Pareil, toujours vérifier qu'on n'est pas suivi, et, en cas de doute, changer de trottoir...

Il continue. Je ne l'écoute pas, je n'entends plus rien. Ce ne sont pas des vagues scélérates ni de la houle mais un tsunami.

– Ma fille est au théâtre, je dois aller la chercher à 23 heures.

– Elle a un portable ? Vous l'appelez ! Surtout, vous lui dites bien de ne pas vous attendre dehors, elle reste à l'intérieur. À votre arrivée, devant le théâtre, vous l'appelez, elle sort et vous rentrez directement chez vous. Bien sûr, vous devez lui parler de notre conversation et bien insister : les consignes s'appliquent également à elle...

Au bout du fil, Aquilino Morelle est très rassurant, tout cela ne va pas durer longtemps et finira par rentrer dans l'ordre.

Fin de communication.

La suite des échanges avec mon épouse ? Ma mémoire saturée n'a rien enregistré, je suis figé. Aquilino Morelle, Torquemada devenu saint Vincent de Paul. Il m'appelle pour nous informer, nous protéger, ma famille et moi.

Dans mes souvenirs, je me retrouve devant le Quartz et j'appelle ma fille pour lui intimer l'ordre de me rejoindre, le plus vite possible, sans s'arrêter ni parler à personne. Dans la voiture, je lui décris la situation. Les jours suivants, il faudra créer un protocole pour aller au collège.

Je n'ai plus jamais eu aucune nouvelle de mon nouvel ange gardien. Irène Frachon a pris le relais. Quelque temps plus tard, elle m'expliquera des histoires dignes de série B. Des trucs bizarres et incroyables de mafia et de services secrets parallèles. Son époux ayant à cette époque de hautes responsabilités dans le domaine de la cartographie marine à destination militaire, peut-être entend-elle souvent évoquer ce genre de situations ? Des scenarii dignes des pires romans d'espionnage. Un jour, elle me fait une annonce : le calme est revenu.

C'est juste avant l'été. Je rentre de Paris par un vol de tout début d'après-midi. Il y a beaucoup de places libres dans l'avion quand je tombe sur Irène qui me propose de voyager à ses côtés. Sitôt installée, elle me glisse à l'oreille : « C'est bien de se voir, je sors de chez Xav. » Face à mon étonnement, elle m'explique : « Xav » c'est le petit nom donné à Xavier Bertrand, alors ministre de la Santé. Elle poursuit : « Je dois te passer un message : il faut à nouveau faire attention, les menaces sont réactivées. C'est un peu plus compliqué que la première fois mais tout devrait bien se passer. » Je n'ose pas poser la question : « Mais, au fait, si cela se passe "mal", il arrive quoi au juste ? » Je ne dis rien. Elle repart dans des contes de fées ou plutôt de sorcières, des histoires de barbouzeries. Je rentre chez moi, abasourdi. Mon épouse me lance : « Ça recommence ! Mais ça finira un jour ? Bon, écoute, on va faire gaffe ! » L'être humain s'adapte à tout. Ce doit être cela, la résignation.

On ne m'en dira jamais plus concernant ces drôles de mises en garde. Qui était derrière toutes ces menaces ? Mystère. Je sais juste une chose pour l'avoir apprise de hauts fonctionnaires ministériels au cours de toutes ces années : il existe une mafia très importante et très puissante de protection des intérêts de l'industrie pharmaceutique. Il lui arrive même parfois de défendre ses « amis » sans que ces derniers soient pour autant au courant de ses exactions. Était-ce le cas ici ? Je ne le saurai probablement jamais.

*

Printemps 2011. Ministère de la Justice, service de l'Office central de prévention de la corruption. Notre duo roule, bien huilé, nous connaissons le sujet par cœur. Un peu comme de vieux comédiens jouant, depuis des années, la même pièce dans toutes les salles de France. Mon partenaire est Lionel Benaiche, magistrat et secrétaire général de l'office. Nous sommes des habitués de tables rondes et autres séminaires sur les conflits d'intérêts. Avant la fin des années 1990 et une réunion des présidents de commission à l'Agence autour de ce magistrat chargé de nous sensibiliser à cette question, la notion est totalement inconnue pour moi comme pour tous mes collègues. Ce premier contact fut une révélation. Depuis, ensemble, notre argument principal consiste à expliquer que l'identification, la suppression des conflits d'intérêts permettent de sécuriser l'expert en créant autour de lui un halo de confiance.

Ce jour d'avril 2011, à la demande de France 2, nous donnons une interview au sujet des connivences entre industriels du médicament et experts des autorités de régulation. À la fin, intervention d'un journaliste qui pose une question sans rapport avec le sujet du jour : « On dit que vous avez été menacé pour vos positions dans l'affaire du Mediator, pouvez-vous confirmer ? » Un peu interloqué, je réponds : « Si je n'ai pas été menacé, votre question est sans objet, si j'ai été menacé, ce n'est pas vous qui allez me protéger ! » Par chance, Lionel Benaiche assiste à l'échange. Les journalistes se retirent, je suis très content de ma petite phrase, une bonne réplique pour ne pas répondre à cette question piège.

Quelques semaines plus tard, je reçois un SMS du même journaliste m'informant de la diffusion de cette « interview » dans une émission portant sur Servier et l'affaire du Mediator. On ne me propose pas de voir la contextualisation de ce minuscule échange.

Le jour J, 5 mai 2011, je regarde l'émission. Effectivement, mon bon mot est diffusé mais avec une construction marketing laissant la porte ouverte à tous les sous-entendus. Résultat, mon trait d'humour tombe complètement à plat. Trissotin est triste. J'ai le désagréable sentiment d'avoir été, *via* l'alibi de cette interview jamais utilisée, l'objet d'une sorte de manipulation. Mais je laisse cet intermède derrière moi, le chapitre est clos.

En septembre 2012, je reçois une lettre recommandée : « Monsieur, J'envisage votre mise en examen » pour « complicité de diffamation publique envers un particulier ». En pleine tourmente Mediator, ces quelques secondes diffusées paraissent insupportables au laboratoire. Selon lui, elles portent une atteinte gravissime à son honneur et à sa considération. Une mise en examen, un jugement, peut-être un appel, pourquoi pas le pourvoi en Cassation ? Une aventure judiciaire de plusieurs années, une vie infernale.

Le début des réjouissances commence par une convocation à laquelle je dois me présenter, accompagné, si je le désire, d'un avocat. Face à cette situation, je me trouve comme un paysan résidant au fin fond du Larzac à la fin du XIXe siècle. Une fois la sidération passée, ma première réaction est d'appeler Lionel Benaiche. Selon lui, cette affaire est injustifiée car rien dans le propos ne désigne objectivement le laboratoire dépositaire de la plainte. Ce n'était pas non plus le sujet de l'interview et, en dehors du journaliste prononçant le nom du Mediator, rien dans ma réponse ne faisait allusion ni au produit, ni à une quelconque entité industrielle. Benaiche m'explique aussi un autre élément : j'ai donné l'interview en tant que médecin hospitalier, et, à ses yeux il n'y a pas de faute détachable de la fonction. J'ai été invité à participer pour raconter comment, dans le quotidien de mon travail, je gère et je vis le problème des conflits d'intérêts. Cette phrase ayant été prononcée, dans le cadre de mes activités professionnelles, il revient à mon administration de tutelle d'assurer et de s'occuper de ma défense. Mon ami magistrat me conseille donc de prendre contact avec l'Agence, selon lui, elle doit me protéger. Immédiatement, je m'exécute mais l'accueil est très frais : « On va voir. »

Je ne sais pas combien de temps il leur a fallu pour trouver la solution mais, ce jour-là, je tombe du 40e étage. Certes, avec un peu de formes mais la réponse et son explication sont limpides : ce n'est pas leur problème. Bien sûr, je passe beaucoup de temps, chez eux, le sujet était en relation avec mes activités pour eux, mais, pas de chance pour moi, officiellement, ils ne me connaissent pas puisque je n'ai aucun poste statutaire à l'Agence. J'exerce mon travail pour eux à la suite d'une nomination certes, officielle, mais comme expert externe et, de fait, mon appartenance administrative relève totalement de mon CHU ou de mon université. En termes populaires : « Circulez, on ne vous connaît pas. » Par sympathie, mon interlocuteur me conseille de voir avec la direction de mon hôpital ou mon université, c'est à eux de gérer. Fin du premier acte.

Légèrement angoissé, je prends rapidement attache avec mon université. L'accueil est sympathique mais l'incompréhension, abyssale. Je me lance dans de longues explications sur mes fonctions comme expert à l'Agence, les problèmes liés aux conflits d'intérêts, le déroulé des événements : je participais au ministère de la Justice à une interview, etc. Mais quel rapport avec l'enseignement ou la recherche ? La responsable me prend pour un extraterrestre. Avant de me lâcher : « Faites-nous une note, je la transmettrais au président. » Je la rédige en tentant d'être le plus clair possible. Le président d'université a la délicatesse de m'appeler. Je ne sais pas combien de temps il a passé sur ma note mais sa réponse montre qu'il n'en a pas compris un traître mot. Il me parle d'analyse juridique, puis de passage devant le conseil d'administration, et me met en garde : tout cela va prendre beaucoup de temps, incompatible avec le délai imparti par la convocation. Fin de l'acte deux.

Les deux premières institutions avec lesquelles je travaille depuis des années montrant peu d'intérêt pour ma situation, il m'en reste une : le CHU. Je me fais peu d'illusion car mes rapports avec mes directeurs sont inexistants. Je dirige alors le centre de pharmacovigilance de Brest mais, selon eux, ce type de structure n'a rien à faire dans un hôpital : il ne produit aucun acte rémunérateur. En 2012, nous sommes déjà en pleine vision productiviste des hôpitaux, aussi, à leurs yeux, je fais partie d'une structure inutile, et, en plus, avec mon salaire, celui de la secrétaire et les membres du centre, je coûte de l'argent. Pour aggraver la situation, toutes ces tergiversations ont pris un temps fou et nous sommes à quelques jours de mon audition chez le juge. Je prends néanmoins contact avec la direction des affaires médicales afin de plaider le droit, pour une personne agissant dans le cadre de ses activés, d'être défendue par son administration. On me promet de contacter la Sham, quelque chose comme la compagnie d'assurances de l'hôpital.

Le matin de l'audition, grande nouvelle : la Sham va me prendre en charge, je serai accompagné par un avocat qui, lorsque nous nous rencontrons, ne comprend pas grand-chose à mon problème. Rodé aux questions d'accidents médicaux, il a affaire à une histoire de diffamation pour des propos proférés au ministère de la Justice, devant des caméras de télévision, dans un contexte de prétendues menaces. Manifestement, il nage un peu. Il est en revanche fort sympathique et nous nous retrouvons boulevard du Palais avant notre rendez-vous chez la magistrate.

Pour la première fois, je franchis l'imposante grille. Pas un regard pour la Sainte-Chapelle tant je suis stressé. Je ne suis pas le seul à être convoqué : des journalistes, un collègue médecin (le Dr Georges Chiche, auteur du premier signalement cardiaque du Mediator en 1999), presque toutes les personnes concernées par le montage de l'émission de télévision. Avec mon avocat, nous nous isolons. Je tente de lui expliquer mon travail. Quand je lui parle de ma collaboration avec un magistrat pour une interview dans les locaux du service de prévention de la corruption, il ouvre de grands yeux. Puis, avec un air désespéré, il me lance : « Ça va être très difficile, la juge ne laisse pas la possibilité de s'expliquer, ça dure cinq minutes et elle met tout le monde en examen. » En matière de diffamation, la mise en examen est quasi systématique mais je suis effondré. À l'Agence, on m'a bien prévenu : inculpé dans une affaire m'opposant à un laboratoire, je ne pourrai plus exercer ma mission d'expert. En somme, il est impensable d'être accusé de diffamation par un industriel, en revanche il n'y a pas de souci à réaliser des missions de conseil tout en étant à l'Agence. Deux poids, deux mesures. Je me suis souvent demandé si, à travers cette procédure, l'objectif de Servier n'était pas de m'éloigner de l'Agence.

La pendule indique midi, c'est mon tour. Avant de pénétrer dans le bureau, mon avocat me murmure : « Il faut absolument qu'on puisse s'expliquer. Il faut donc trouver un moyen de l'interrompre. » Nous entrons, je m'assois, mon conseil est dans mon dos. Madame la juge est pressée, elle vérifie mon identité, résume les faits. À toute vitesse, elle énumère les événements et, sans aucun rapport avec le contenu de son monologue, je fais comme me l'a indiqué mon avocat, je l'interromps : « Non, madame la juge. » Interloquée, elle s'arrête : « Comment ça non ? » Alors je profite de la brèche, commence mes explications et, surtout, j'articule bien fort :

– C'était au ministère de la Justice, nous donnions une interview avec M. Benaiche et...

– Vous connaissez M. Benaiche ?

– Oui. Il vous a d'ailleurs écrit un courrier pour vous expliquer comment les événements se sont déroulés.

Elle baisse les yeux, tourne des pages, fouille dans son dossier et finit par trouver la lettre du magistrat. L'instant de bascule. Je lui montre des SMS prouvant que je n'ai absolument pas été impliqué dans la préparation de cette émission. Pour elle, il n'est désormais plus question de me mettre en examen, mais, m'explique-t-elle, le procureur risque de ne pas voir les choses de la même façon, il peut requalifier l'affaire. Elle décide donc de me placer sous le statut de témoin assisté, une position intermédiaire entre la mise en examen et rien du tout. Une demi-victoire pour moi. En descendant les marches du palais, je téléphone à Lionel Benaiche pour lui raconter. Un an plus tard, la veille de Noël, appel de mon avocat : « On s'est bien battus, c'était pas facile. Nous sommes sortis de la procédure, l'équivalent d'un non-lieu. Vous avez gagné ! »

J'ai fait part à mon hôpital de l'évolution favorable de ces aventures. Avec un certain sens de l'humour, les affaires médicales m'ont annoncé que suite à cette histoire, dans des affaires identiques à la mienne, la protection juridique ne serait désormais plus prise en charge. J'étais le premier et... le dernier !

Et l'université ? Environ un an et demi après ma convocation chez la magistrate, j'ai enfin eu de ses nouvelles. L'administration m'a téléphoné pour me « rassurer », elle allait me défendre. Je les ai remerciés pour leur grande sollicitude et leur célérité. Puis je leur ai fait une confidence : tout s'était bien passé.

22

« ILS ONT FAIT PIRE QU'AVANT ! »

C'est une source dépitée. Au moment de clore ce livre, je l'appelle, comme toutes les autres. Je lui demande comment elle voit l'Agence du médicament aujourd'hui et si elle observe une évolution depuis une dizaine d'années. Depuis « le tsunami du Mediator », comme l'appelle M. Rungis, la situation s'est-elle améliorée ? Le poids de l'industrie pharmaceutique est-il toujours aussi important ? Alors ce vieux salarié de l'institution de Saint-Denis me raconte comment, en novembre dernier, les esprits se sont un peu agités à cause de la nomination comme experte pour un dossier d'évaluation de Nancy Claude. Cette toxicologue est l'épouse du Pr Jean-Roger Claude, l'expert de la Commission d'autorisation de mise sur le marché qui fut montré du doigt pour avoir menacé M. Rungis suite à l'aide apportée à Irène Frachon dans son combat contre le Mediator, ce qu'il contestait par ailleurs[1]. Mme Claude a officié dix-neuf ans chez Servier avant de partir à la retraite en avril 2021 pour rejoindre un groupe de

1. Voir plus haut, p. 122.

conseil, Claude and Friends. Six mois après son départ de Servier, l'Agence l'a donc sollicitée à l'hiver de la même année, une situation « incompréhensible » pour notre informateur.

Après le Mediator, nous avons écrit un article dans *Le Figaro*, reprenant la remarque caustique glissée, là encore, par un salarié : « Depuis le scandale, ils ont changé la moquette de l'Agence et son nom mais, à part ça, rien n'a véritablement bougé. » Selon les sources internes consultées, la situation est même plus grave aujourd'hui qu'il y a une dizaine d'années. « Pendant trente ans, nous nous sommes battus pour l'évaluation et puis est arrivé le Mediator. Qu'a fait l'Agence après ? Ils ont fait pire ! » explique un expert interne. Dans sa voix, il y a toute la douleur des déçus, des trompés et, finalement, des maltraités. Il ajoute : « Ils embauchent des jeunes, c'est très bien, mais certains ne connaissent même pas les noms des médicaments. Ils butent pour les prononcer, ils découvrent, en cours de réunion, leur existence. On se rend compte aussi qu'ils ne parlent pas anglais. » Un constat partagé par un autre salarié de l'ANSM : « Une grande partie du travail (j'ose à peine parler d'évaluation) est effectuée par de nouveaux arrivants, souvent jeunes débutants, non formés et non encadrés. Ce travail est validé par certains managers non sachants sans aucune connaissance, ni des processus, ni de la démarche d'évaluation d'un médicament »

Une autre source abonde. Selon elle, le niveau scientifique a considérablement baissé dans le domaine clinique, au point que les salariés ne connaissent pas les pathologies. « Quand j'ai un problème de pharmacovigilance, ils ne comprennent pas de quoi on parle, notamment la problématique. Nous envoyons des informations et ils nous posent des questions complètement à côté du vélo, y compris pour des choses simples », déplore un expert. Et de citer l'histoire d'un anticancéreux évoquée lors d'une réunion : « Je me souviens d'un salarié, un junior. Il donne le nom du médicament et, comme il n'arrive pas à le prononcer, nous le comprenons tous : il ne connaît pas le produit qu'il doit présenter. » Autre problème : les erreurs fréquentes dans la dénomination des maladies, notamment des fautes récurrentes de traduction de termes médicaux avec l'anglais. En effet, à l'Agence européenne du médicament, tous les documents sont dans cette langue, à charge pour les pays de faire la traduction dans la leur. « Pour la France, tout le monde sait qu'on va attendre la traduction de l'Agence belge, faute de personnel compétent. Malgré cela, des erreurs de traduction sont visibles dans des monographies françaises. C'est comme si on allait dans un garage, qu'on demandait le carburateur et voyait le garagiste arriver avec de l'huile. Plusieurs fois cette année, j'ai observé des mauvaises traductions. Dans la monographie d'un anticancéreux rédigée par l'Agence figurent des erreurs. Si le labo se trompe, l'Agence ne les corrige pas », conclut notre source.

Un ancien directeur explique que l'ANSM s'est mise à multiplier les CDD parfois transformés en CDI. Il déplore les recrutements principalement en catégorie 2, autrement dit des bac + 3 alors qu'il faudrait des pharmaciens bac + 7. Conséquence ? « Nous mettons du temps à trouver les profils adaptés avant d'opter finalement pour des jeunes embauchés dès leur sortie de l'école. Résultat : les postes restent vacants longtemps et nous avons beaucoup de turn-over. Sans compter que les jeunes n'ont pas d'expérience, il faut faire du tutorat pour, au final, les voir partir. Les juniors sont très juniors et le turn-over est vraiment un souci pour le suivi des dossiers. À mon sens, il y a aujourd'hui un problème de niveau : nous avons recruté des évaluateurs que l'on aurait refusé de prendre il y a encore quelques années. Et le niveau baisse car l'Agence est moins attractive. » Selon lui, le travail de fond incombant à l'organisme en matière de sécurité sanitaire requiert du personnel avec du bagage et de la méthodologie : « En 2016, la directrice de l'évaluation Cécile Delval, avait mis le doigt sur le cœur du problème en pointant les erreurs dans l'essai clinique de Rennes et les potentielles failles dans l'évaluation de cet essai. Et elle l'a payé, enfin, ils le lui ont fait payer ! Après, ils l'ont remplacée en nommant directrice de l'innovation une ancienne directrice d'hôpital. Elle ne connaissait rien au domaine dont elle avait la charge, notamment en termes d'enjeux techniques. Sans avoir de compétence toxicologique, clinique et pharmaceutique, elle dirigeait un service instruisant les demandes d'essais précoces, dont les premières administrations chez l'homme. À cause du manque de candidats sérieux, on se retrouve même, entre services, à aller chasser chacun de son côté. Les chefs de pôle et les directeurs se piquent les meilleurs, il y a une véritable guérilla et on se dépouille en interne. »

M. Rungis a raconté dans ce livre comment on lui a demandé de modifier un rapport concernant un médicament destiné aux réanimations. L'histoire s'est répétée avec un rapport sur les effets indésirables du Mediator. Le centre de pharmacovigilance de l'hôpital européen Georges-Pompidou à Paris est chargé de l'enquête sur les hypertensions artérielles pulmonaires. Car même si le médicament est retiré du marché depuis maintenant treize ans, il s'agit de répertorier les cas d'HTAP, la maladie pouvant être dépistée longtemps après l'arrêt du traitement.

Le 21 juillet 2021, le centre a rendu sa copie avec une mise à jour du suivi de pharmacovigilance. Les conclusions de ce rapport, qui ont circulé à l'Agence, sont accablantes : Mediator est un échec du système de pharmacovigilance incapable de bien enregistrer les cas ; quant aux pneumologues, ils n'ont pas transmis les effets secondaires aux centres alors qu'ils doivent légalement le faire. Enfin, une majorité des cas viennent de la pharmacovigilance de Servier par les demandes d'indemnisation de patients à l'Oniam. Il a été demandé, dans un premier temps, de modifier ces conclusions, selon les mails que nous nous sommes procurés relatant les échanges avec le directeur adjoint de la surveillance, Mehdi Benkebil. À l'Agence, on est bien embêté par ces mauvais coucheurs mais on ne parle pas de caviardage, on préfère l'expression « rapport actualisé ». Et s'il s'agissait plutôt d'éviter un rapport peu conforme au « politiquement correct » ? Finalement, face à l'obstination des pharmacologues de Pompidou, Mehdi Benkebil leur écrit : « Nous reviendrons prochainement [...] avec des propositions. » Plus d'un an après sa remise, ce rapport n'a toujours pas été rendu public.

Un autre expert pointe la déshumanisation de l'Agence et de ses services : « Il n'y a plus que des adresses génériques, comme "la direction", alors nous n'avons plus d'interlocuteur, nous ne savons pas à qui nous nous adressons, notamment quand on envoie un rapport. Un peu comme quand on appelle EDF ou Orange pour un problème ! Récemment, nous avons reçu un appel et l'interlocuteur de l'Agence ne s'est pas présenté, mieux, il nous a engueulés quand nous lui avons demandé son nom ! » Et de pointer les risques inhérents à cet anonymat : « Et si un laboratoire pharmaceutique nous appelait pour avoir des informations, ou une compagnie d'assurances pour obtenir les données d'un patient, que sais-je, comment savoir que nous parlons bien à quelqu'un de l'Agence si nous n'avons pas son nom et sa fonction exacte ? »

L'ANSM, c'est aussi le folklore, comme en témoigne cet évaluateur expérimenté de l'Agence. Il se souvient très bien de cette réunion de direction particulièrement rococo. C'était l'hiver dernier, par visioconférence : « Dans le cadre de la présidence française de l'union européenne, ils nous ont présenté le programme concernant l'homéopathie. Et là, ils nous font cette annonce surprenante : ils avaient prévu une visite de la tombe du père de l'homéopathie au Père-Lachaise ! Personne n'a moufté. »

En France, l'homéopathie n'est plus remboursée depuis janvier 2021 car jugée inutile. « Elle est sortie de la science et pourtant, une directrice scientifique dit devant tout le monde ne pas comprendre pourquoi les cliniciens ne veulent pas de l'homéopathie : pourquoi estiment-ils cette pratique non efficace alors que selon elle, elle l'est ? », ajoute cette source encore médusée.

Il y a quelques années déjà, en 2019, quand l'Agence faisait des réunions pour réorganiser l'établissement, la même directrice scientifique avait demandé de monter en compétence en préclinique. « Je cherche des spécialistes en toxicologie pour l'homéopathie mais je n'en trouve pas, avait-elle dit. Nous étions hallucinés. J'ai répondu : il va falloir chercher longtemps car il n'y a rien à évaluer en toxicologie dans l'homéopathie, raconte encore cet évaluateur. En France, 67 millions de consommateurs se tartinent la gueule de crèmes mais, pour le plus grand bonheur de l'industrie, depuis 2012, l'ANSM ne s'occupe plus des cosmétiques alors qu'il y avait 17 évaluateurs pour ces produits. En revanche, il en faut désormais pour l'homéopathie... »

Enfin, concernant le Covid et le cas Didier Raoult, « l'Agence n'a pas traité le professeur marseillais comme elle l'aurait fait avec un autre. Elle a traîné des pieds, déplore un directeur. En réalité, toutes les inspections pouvaient être faites beaucoup plus tôt. Pourquoi avoir tant attendu ? » Cette source le rappelle : le gendarme du médicament peut suspendre des recherches en cours, voire arrêter et interdire toute nouvelle recherche jusqu'à la mise en conformité du laboratoire, en l'occurrence celui de l'Institut hospitalo-universitaire (IHU). « C'est parfaitement dans ses compétences, c'est même son pouvoir, déclare-t-elle. Il s'agit d'une décision de police sanitaire. Toutes les données concernant Raoult étaient accessibles plus tôt, en février 2020, mais l'ANSM a attendu. Les inspecteurs pouvaient se déplacer, d'autant plus qu'ils n'étaient pas vraiment beaucoup sollicités lors du premier confinement au printemps 2020. » Autrement dit, les moyens de l'Agence pouvaient être mis à disposition. Ce directeur ajoute : « Dès le départ, après la première étude de Didier Raoult, on pouvait raisonnablement agir, nous disposions de suffisamment d'éléments pour envisager une inspection, ce qui n'a pas été fait. » Selon lui, à cette date, les warnings s'allument d'abord avec un risque, celui d'utiliser l'hydroxychloroquine hors de son autorisation de mise sur le marché (son indication est initialement la rhumatologie) et en raison de la façon dont le professeur a mené ses études cliniques : « Ce personnage tenait des propos très préoccupants (il disait se moquer de la réglementation, il méconnaissait les bonnes pratiques). Mais l'ANSM n'a pas osé le contredire, elle était paralysée. Alors elle s'est limitée à de simples échanges de courriers et à des messages sur les effets secondaires, notamment cardiaques. » Plusieurs salariés l'assurent, le contexte politique local a joué. Un autre élément a considérablement influé sur l'attentisme de l'ANSM face à Raoult : sa grande proximité avec un ancien directeur de l'Agence, un autre Marseillais, le Pr Dominique Maraninchi. En avril 2020, ce dernier signe dans *Le Figaro* avec deux médecins une tribune vantant les mérites du traitement de Raoult dès les premiers symptômes de la maladie. Le bouillonnant professeur barbichu n'hésite d'ailleurs pas à mettre en avant ses liens avec Maraninchi quand il écrit à Dominique Martin, directeur de l'Agence qui lui demande des comptes sur ses essais cliniques. Fin novembre 2020, à l'annonce du départ du dirigeant pour l'Assurance maladie, Didier Raoult se fendra même du tweet suivant : « Dominique Maraninchi a été un très bon directeur de l'ANSM. Dominique Martin a pris des décisions uniques au monde et absconses. Espérons que son (ou sa) successeur sera davantage accessible à la raison. »

Sur le sujet Raoult, selon deux sources de l'Agence, la tension était telle au sein de l'ANSM qu'une inspection de l'IHU ne pouvait se faire sans l'aval de la tutelle, c'est-à-dire du ministère, même si, normalement, elle n'en a pas besoin. « Le sujet Raoult était très sensible chez nous, confirme ce directeur. Au comité de direction, nous avons clairement perçu la pression de la part du politique du ministère de la Santé et de l'Élysée. » Avec la communication officielle fin avril 2022 du rapport d'inspection mené à l'IHU... en novembre 2011, « l'Agence a cherché à se refaire une virginité et à avoir des papiers favorables dans la presse, déplore notre directeur. Or avec Raoult, l'Agence n'a pas protégé les patients ».

Et pourtant, en 2019, l'ANSM avait été capable de mettre un terme à un essai clinique qualifié par ses soins de « sauvage » car ne respectant aucune réglementation en vigueur. Dans l'abbaye Sainte-Croix, près de Poitiers, environ 350 patients souffrant de la maladie d'Alzheimer ou de Parkinson s'étaient vu appliquer des patchs sur la peau, leur faisant croire qu'ils allaient soigner leurs maladies. Mais l'essai n'ayant pas reçu d'autorisation pour être mené et les produits utilisés n'étant pas connus, l'Agence, par la voix de Bernard Celi, directeur de l'inspection, avait alors parlé de « pratiques charlatanesques ». À l'origine de cette « recherche », le fonds Josefa créé par le Pr Henri Joyeux, porte-voix des antivaccins[1]. Dans cette affaire, informée de l'essai, l'Agence était rapidement intervenue pour y mettre un terme en quelques semaines. Son attitude vis-à-vis de l'IHU de Raoult est donc d'autant plus incompréhensible, surtout quand on sait que depuis 2017, au moins, et jusqu'en mars 2021, l'institut marseillais a prescrit un traitement à base de quatre médicaments au cours d'une expérimentation alors même que l'ANSM s'y était opposée.

Ainsi le manque de courage politique se couple-t-il à une perte de compétence. Depuis l'affaire du Mediator, les pratiques s'avèrent bien décevantes humainement et scientifiquement, observe une source interne. « Il n'y a jamais eu autant de crises sanitaires et le pire reste à venir car l'hémorragie des compétences a laissé place aux amateurs non sachants professionnels. » Selon elle, le management de l'ANSM estime que « n'importe qui peut faire n'importe quoi », du coup, les équipes scientifiques sont « composées essentiellement de non sachants. Et le profil expert interne a disparu de la liste des emplois de l'Agence ». La voie a été ouverte aux non-sachants,

1. En octobre 2019, le Pr Joyeux a nié avoir mené un essai clinique, préférant parler d'une « étude scientifique ». Et d'ajouter : « Dans cette étude, ce patch n'a donc pas un but thérapeutique. »

qui se trouvent actuellement majoritaires et prennent des décisions sans consultation des scientifiques internes ni externes. Notre source estime même à plus de 70 % la perte sèche d'une grande partie des scientifiques de haut niveau et des personnes expérimentées. « L'avenir de l'Agence se résume à son inefficacité et à son incapacité à protéger la santé publique en France, il s'agit d'une catastrophe et d'une omerta nationales. Les journalistes pourraient représenter un contrepouvoir mais ils se limitent souvent à relayer l'information officielle, ils tournent la tête pour des raisons diverses et variées ! » Ses mots sont très durs : dans ces conditions, l'ANSM « est à genoux et son niveau de compétence, proche du néant. Depuis douze ans l'Agence est en dysfonctionnement continu. Ce dernier empire à chaque réorganisation, au point que certaines nouvelles recrues ignorent ce qu'est un fonctionnement normal ». Un directeur résume : « La conséquence du faible niveau de l'Agence ? L'industrie pharmaceutique se détourne de la France. Nous ne sommes pas crédibles. Aujourd'hui quand une biotech veut venir, les investisseurs lui disent : "Mais vous êtes fous de faire votre développement en France, ils sont nuls !" Face à une autorité de régulation aussi imprévisible et incompétente, les biotechs qui ont besoin de rigueur ne veulent pas prendre de risque. » Constat partagé par un salarié : « Des scientifiques (ou le petit nombre restant) sont enfermés entre eux, sans ouverture vers l'extérieur, à savoir aucune participation aux comités d'expertise, aucune participation aux congés scientifiques. Encore une méthode maîtrisée par les responsables de l'ANSM afin que les non-sachants n'étalent pas leur incompétence aux yeux de la communauté scientifique. »

Autre exemple, depuis plus de dix ans, les personnes qualifiées pour la pharmacovigilance au niveau de l'Union européenne pour les laboratoires ne sont plus choisies en France afin d'éviter d'avoir comme interlocuteur l'ANSM.

En 2014, un salarié de l'Agence proche de la direction générale a créé un blog sur lequel il rapportait les bruits de couloir internes. Un jour, il a même écrit sur les coucheries supposées d'une collègue, n'hésitant pas à parler de prostitution. La salariée, abasourdie, a été consternée. L'information a été transmise à la direction, qui a convoqué l'auteur du blog sans pour autant porter plainte. Mieux, il a été promu et... nommé représentant de la France à l'Agence européenne du médicament.

L'incurie.

23

M. Rungis
LE CAVE SE REBIFFE

Brest, le 1er avril 2022

Madame la directrice,

En début de séance, lors de la dernière réunion du Comité permanent en oncologie-hématologie, j'ai demandé la parole pour annoncer à notre président et à mes collègues ma décision de les quitter. Comme motif, j'ai donné deux arguments incontournables justifiant à eux seuls mon départ.

Le premier, mon âge ; je vais bientôt avoir 73 ans. Le second, des problèmes de santé, assez communs à cette période de la vie. Pour utiliser une image populaire et simpliste, c'est en réalité l'arbre devant la forêt. C'est pourquoi je me permets, dans ce courrier, de vous expliquer la véritable raison de ma décision.

Il ne s'agit en aucun cas d'une dissension quelconque avec les membres du Comité. Depuis toutes ces années où j'ai travaillé dans un grand nombre de groupes au sein de l'Agence du médicament, celui consacré à la cancérologie m'a toujours semblé l'un des meilleurs et, souvent, le plus passionnant.

Du fait de l'efficacité parfois malheureusement limitée des produits utilisés pour lutter contre certains types de tumeurs, la préoccupation des membres du groupe aurait pu rester focalisée sur le seul objectif de l'efficacité des soins. Or j'ai été étonné de leur ouverture d'esprit et de l'attention portée à la sécurité d'emploi de ces médicaments. De plus, ce groupe d'experts est curieux des recours à des pratiques innovantes, sortant d'une utilisation conventionnelle. Ils respectent avec une pertinence remarquable toutes les règles édictées par la science afin d'éviter les errements potentiellement générés par l'impuissance et le désespoir.

L'accueil de ce groupe pour le petit pharmacologue brestois a toujours été d'une grande convivialité. J'ai été fasciné par leur compétence, leur simplicité et, surtout, leur humanisme, une bienveillance naturelle jamais rencontrée ailleurs à l'Agence. J'ai vraiment été très fier d'avoir été sélectionné pour appartenir à cette assemblée.

Pourquoi alors m'est-il devenu impossible de continuer mon mandat ?

Je fais partie des personnes qui étaient présentes au moment de la création de l'Agence. Certes, j'étais un presque-invisible du fait de mon appartenance au comité technique de pharmacovigilance comme directeur du centre de Brest. J'ai consacré beaucoup de temps et d'énergie aux missions de l'Agence. Ce travail était pour moi une passion et un engagement. Au cours de mes presque trente années passées dans cet établissement public, j'ai régulièrement observé un climat favorable à l'industrie pharmaceutique et cette façon de penser conduisait à une obsession : tout faire pour ne pas nuire au développement des firmes. Parfois, on m'a même demandé, pour éviter de porter ombrage à la priorité nationale, de modérer mes propos quand il s'agissait d'industriels français.

J'ai traversé la crise du Mediator, elle a mis en évidence les défauts de fonctionnement d'un système faisant trop de concessions à ces pratiques dépassées.

Sans me lancer dans une analyse exhaustive des raisons ayant mené à cette catastrophe, je voudrais évoquer les plus sournoises et, fondamentalement, les plus graves car elles sont sans retour. La corruption est parfois mise en exergue pour oblitérer la perversion du système. Une agence et ses évaluateurs doivent faire preuve d'une neutralité totale. Or cela n'a jamais été le cas puisque la direction de l'Agence est nommée par le politique. Par ailleurs, l'influence du ministère de la Santé rôde ici en permanence, et il me souvient des rencontres organisées avec l'administration centrale, et notamment de ses suggestions influentes. Quant à la pression industrielle, c'est la même chose.

Le vrai problème est et a toujours été culturel. Dès l'origine, en 1993, nous vivions dans un climat obsédé par la priorité absolue à l'économie et au développement industriel. On nous servait beaucoup d'arguments comme le chômage, la place de la France dans le paysage de l'industrie pharmaceutique mondiale. Cette façon de penser a toujours constitué la règle d'or des politiques, elle est pour beaucoup dans l'absence de réactivité face aux risques montants, elle a littéralement explosé avec le scandale du Mediator. Or, l'adhésion collective à un dogme est éminemment plus performante pour motiver des actions que quelques avantages de corruption limités à quelques-uns. Faire porter aux experts et à tous les membres de cette Agence, exception faite d'un petit nombre de corrompus, une responsabilité dans la survenue de cette catastrophe constitue une insulte à l'intégrité, à la compétence et à l'intelligence du plus grand nombre d'entre nous. Ces errements responsables de tant de souffrances et de morts n'étaient pas un problème de personnes mais bien d'organisation et de philosophie. Et, après le Mediator, le choix politique d'une restructuration de façade par le biais d'un petit jeu de chaises musicales n'a, hélas, fondamentalement rien changé au système.

Après cette grave crise, j'ai continué à siéger en cancérologie et à participer à la rédaction de rapports consacrés à l'aspect sécurité des candidats médicaments à une autorisation de mise sur le marché européen. Malheureusement, depuis quelques années, les choses se dégradent, avec une accélération incroyable ces derniers mois, et j'ai perdu tout espoir de voir cette Agence que j'ai tant aimé retrouver son brio et redevenir un phare de l'expertise en Europe. La maladie, à mon avis incurable actuellement, dont souffre l'établissement est identique à celle qui a emporté la précédente. Le poids du politique n'a jamais été aussi grand. Suite à un vote qui n'était visiblement pas correct, nous n'avons plus eu le droit de voter les avis que nous élaborions. Changement de procédure, nous a-t-on expliqué ! Et puis un jour, nous avons appris une nouvelle : certaines compétences du Comité permanent en oncologie-hématologie étaient transférées à la HAS. Amélioration de l'efficacité ? Étions-nous devenus subitement nuls ? Difficile à dire. Dans le groupe de la HAS, il y avait un seul cancérologue contre un groupe complet d'experts en cancérologie à l'Agence. Et la seule question qu'ils se posaient était : on rembourse ou pas ? Alors que la nôtre était : le traitement fonctionne ou pas ? Devant ce déballage d'ignorance, impossible de croire à un quelconque progrès de l'évaluation, encore moins à une amélioration de la prise en charge des malades.

Madame la directrice, il est urgent d'entreprendre une restructuration de notre Agence pour sauver notre place en Europe. Vous le voyez, je dis « notre », tellement j'ai encore le sentiment d'appartenir à cette institution ! Mais aujourd'hui, l'énergie me fait défaut pour affronter une nouvelle catastrophe, un autre Mediator ; or elle ne manquera pas d'arriver si rien n'est entrepris. Et, à défaut de nouveau scandale, si la trajectoire actuellement empruntée n'est pas radicalement corrigée, je suis persuadé d'une chose : l'existence de l'Agence française deviendra inutile dans un contexte d'intégration européenne.

Je vous prie de croire, Madame la directrice, à l'expression de toute ma considération.

Professeur Christian Riché

24

LES AUTRES SOURCES

M. Rungis n'est pas le seul.

Sur les sujets de sécurité sanitaire, depuis 2010 une quinzaine de personnes salariées ou expertes de l'Agence m'ont régulièrement (ou plus occasionnellement) donné des documents et des informations confidentielles. Elles étaient directeur général, directeurs, responsables de centres de pharmacovigilance ou membres de centres, présidents ou vice-présidents de commissions, membres du conseil d'administration et du secrétariat général de l'Agence. D'autres informateurs étaient notamment membres du cabinet de la présidence de la République ou de la DGS.

Pour échanger avec les sources de l'Agence française du médicament, nous nous rencontrions dans des endroits très éloignés de leur base de Saint-Denis, certaines avaient créé des adresses mail spécialement pour nos échanges, avec des références à leur vie personnelle ou en forme de clin d'œil.

Aujourd'hui, certaines travaillent encore à ou pour l'Agence.

Cinq d'entre elles ont accepté de raconter pourquoi, malgré leur devoir de réserve, elles ont été des informateurs.

Source 1

« Pourquoi parler et, depuis des années, à une journaliste ? Chacun d'entre nous, personnalités très diverses par le biais de nos professions et nos parcours, a vu se dérouler sous ses yeux et s'accomplir des faits éthiquement répréhensibles, souvent sans s'en indigner ou, parfois même, en jetant dessus un voile pudique. Nous sommes des personnes honnêtes et écœurées à l'excès par ces pratiques florentines, mafieuses même, que l'on croyait éloignées de la politique de santé publique.

Pour moi, parler à la presse signifiait trois choses. Tout d'abord l'impossibilité de dénoncer par les voies officielles, administratives et politiques des faits qui auraient dû conduire, sans délai et dans un mode normal, à des mesures correctives. Finalement, je pense, nous exprimons tous le même désarroi et nous n'avons eu d'autre solution que de parler à une journaliste pour faire valoir les principes de probité face à un système, véritable rouleau compresseur visant à éliminer toute rébellion et tout désaccord.

Ensuite, j'ai été frappé par l'incurie des décideurs ayant préféré – c'est plus facile – penser qu'une seule personne pouvait être sa source alors même que le désaveu provient d'un échantillon représentatif de la population. Enfin, la responsabilité de ces pratiques sanitaires désastreuses n'est pas univoque mais le fruit d'un système de santé publique et de sécurité sanitaire mis en place au début des années 1990, dans les suites de l'affaire du sang contaminé, par une faction affiliée à un ministre de la Santé très médiatique, Bernard Kouchner. Or ce système, au départ valeureux, s'est mû en une confrérie visant non pas à protéger les patients ni à promouvoir la santé des populations mais plutôt à veiller au bien-être physique et moral de ses élus... Cette oligarchie bâtie sur l'argent et le pouvoir au détriment de la santé publique n'était vraiment plus digne de notre pays et jetait le discrédit sur les professionnels de santé dans leur ensemble. Cette mutation malsaine m'a décidé à parler de mon expérience et de ce dont j'étais témoin à une journaliste. J'aimerais que la mise au jour de cette faillite sanitaire serve de base de réflexion éthique sur un système de soins qui mérite d'être protégé et scrupuleusement régulé.

Enfin, je voulais être digne de mon serment d'Hippocrate. »

Source 2

« J'ai accepté de rencontrer Anne Jouan car j'avais un sentiment d'impuissance à l'Agence à cause notamment du poids de la réglementation, mais aussi parce que j'avais l'impression que Servier y était maître chez lui. Or avec le Mediator, il y avait la vie des gens, des victimes et des morts. Dans cette affaire, la presse était le quatrième pouvoir, grâce à elle, on pouvait jouer un rôle et remettre les choses à leur place.

Avant, je n'avais jamais parlé à un journaliste, il faut dire que c'était la première fois que nous vivions une affaire de cette dimension. Avec le Mediator, il y avait un incendie devant mes yeux et je ne pouvais pas ne rien faire. À ce moment-là, l'Agence était en état d'hibernation, ils étaient endormis et il fallait les secouer. Ils ne se rendaient compte ni de l'importance de l'enjeu ni de combien la régulation des médicaments était défaillante. Cet établissement public ne répondait pas à la mission pour laquelle il avait été créé en 1993.

Au début, j'avais peur car je n'avais pas confiance, le journalisme était un monde que je ne connaissais pas. Puis, petit à petit, avec son travail, avec ce qu'elle écrivait et ce qu'elle récupérait grâce à ses différents interlocuteurs, je l'ai vu : je pouvais faire confiance à Anne. En lui donnant des documents, je mesurais bien sûr les conséquences mais j'étais confiant de ce qu'elle allait en faire. Je savais qu'elle me protégerait et qu'elle n'était pas là pour un coup et juste pour un article. En revanche, à l'Agence, j'avais peur d'être identifié comme sa source et d'être viré. À plusieurs reprises, ils ont essayé de découvrir quel était l'informateur du *Figaro* sans comprendre qu'en réalité, nous étions plusieurs. J'ai d'ailleurs vite compris que je n'étais pas le seul à lui parler car je n'étais pas, tant s'en faut, à l'origine de tous ses articles.

À part mon épouse, personne n'est au courant. Notre relation professionnelle a commencé en 2010 et elle perdure aujourd'hui encore, en dehors de l'Agence. »

Source 3

« La première fois qu'Anne Jouan m'a appelé, je lui ai parlé parce que mon seul but était de faire sortir hors de l'Agence une information. Je voulais que les choses bougent à l'intérieur et que l'on connaisse enfin une vraie réorganisation. Pourquoi l'ANSM est-elle la seule agence en France confrontée à ce que ses responsables appellent des fuites d'informations ?

Première raison : l'absence d'écoute et de dialogue avec les salariés de l'établissement. Certes, avant chaque réorganisation préalablement préparée par la direction, l'avis des agents est sollicité. Mais, systématiquement, il n'en est pas tenu compte. Or l'équipe dirigeante ne peut ignorer l'état monstrueux de l'Agence. Elle en est d'ailleurs parfaitement au courant *via* les organisations syndicales.

Autre raison des fuites : les dysfonctionnements internes sont tellement énormes que ceux qui souhaitent alerter les responsables ont peur de se démarquer ou de subir des pressions comme d'autres avant eux. Il faut le rappeler : même des directeurs ont été jetés sur la place publique comme des traîtres, accusés de ne pas aimer l'Agence et de la trahir. On trouve cette ambiance malsaine au sein de l'ANSM depuis douze ans, date de la réorganisation post-Mediator et toutes les réformes entreprises pour éviter, nous assurait-on, une seconde crise de ce type. »

Source 4

« J'ai toujours adoré lire les journaux et m'informer mais je n'avais jamais rencontré de journaliste ni réfléchi à ce qu'était réellement ce métier. Ce monde m'était complètement étranger même si je n'avais aucun *a priori*. Puis, avec le Mediator, je me suis rendu compte que l'Agence et, plus largement, les autorités sanitaires ne présentaient qu'une version censurée de la réalité. Il manquait des éléments et cette omission était, à mes yeux, impossible à défendre. À les écouter, ils ne savaient pas, ils découvraient. Mais non ! En juillet 2009, dès la première présentation du Dr Frachon, c'était une évidence, il fallait interdire le Mediator or l'Agence ne voulait pas le faire, les bras m'en tombaient. Ils ont attendu des mois pour supprimer ce médicament en novembre 2009.

J'ai accepté de rencontrer Anne Jouan en 2010 car j'estimais avoir des choses à dire, des informations et des documents à fournir pour faire avancer la vérité et, je le savais, seule la presse en avait les moyens. L'Agence n'agissait pas, elle prônait pourtant la transparence mais ne se l'appliquait pas à elle-même. Finalement, la presse a fait le travail que l'Agence du médicament n'a pas fait. C'est pourtant son rôle et sa mission ! Au lieu de cela, ils ont menti et dissimulé des informations. Et je pèse mes mots. C'est un problème structurel dépassant très largement le cadre du Mediator. C'est pourquoi j'ai continué sur d'autres sujets, après cette affaire, à donner des informations. Je me voyais comme un passeur.

Je parlais au *Figaro* et personne ne le savait, pas même mes proches collègues et amis. À l'Agence, les journalistes étaient diabolisés, on savait qu'il y avait “la presse amie”, comme ils le disaient en interne, et ceux à qui il ne fallait surtout pas parler, comme *Le Figaro*. Le comble de la diabolisation a été atteint avec Dominique Martin[1]. Je ne l'oublierai jamais : la direction recherchait la “taupe” sans savoir ou en feignant d'ignorer que nous étions plusieurs. Ils voulaient désigner des coupables, ils évoluaient dans une paranoïa totale. Un jour, lors d'une réunion s'éternisant au-delà de l'heure prévue, nous regardions tous nos portables pour gérer les sorties de l'école de nos enfants et l'un d'entre nous répondait à sa famille. Il lui a été demandé de quitter la séance de peur qu'il n'enre-

1. Directeur général de 2014 à 2020.

gistre les débats ou envoie des informations au *Figaro* ! Aujourd'hui, l'Agence française du médicament est une coquille vide plus préoccupée par sa propre survie que par la sécurité des patients. C'est dramatique. »

Source 5

« Pour moi, il n'y a pas eu besoin de réfléchir. J'ai tout de suite accepté de rentrer en contact avec Anne Jouan, j'avais entendu parler d'elle à l'Agence, je la lisais et je le savais, ce qu'elle écrivait était juste. En lui transmettant des informations, j'exerçais ma citoyenneté et ma mission de sécurité sanitaire. Pour un fonctionnaire, rendre des comptes, ce n'est pas seulement donner des bilans chiffrés aux tutelles mais aussi dire à l'opinion ce qui se passe. C'est pourquoi je n'avais jamais le sentiment d'être déloyal et la loyauté est pourtant essentielle pour moi dans le travail.

J'ai grandi dans un pays où l'information était contrôlée par l'appareil de l'État à des visées idéologiques, la presse était la première victime des islamistes. Pendant une période, les journalistes tombaient les uns après les autres, ils étaient terriblement exposés. Les forces de sécurité voulaient leur tenir la plume et ces courageux représentaient, pour nous, de véritables respirations. Grâce à eux, la tragédie n'était plus un simple bilan comptable. Ils tenaient les consciences éveillées et debout ; avec leur travail, nous ne pouvions pas nous habituer à l'horreur. Ils nous permettaient de ne pas nous endormir. Avec le hold-up islamiste, nous étions complètement privés d'informations. Selon moi, le devoir d'informer passe avant tout le reste, c'est même le propre d'un état de droit. Il n'y a pas de démocratie sans information.

À l'Agence, nous avions l'impression qu'il fallait protéger l'institution de l'extérieur et des attaques dont elle pouvait être la cible. Or, la transparence consiste à donner des informations quand on est interrogé et pas uniquement des choses aseptisées par des éléments de langage tout préparés.

Pour envoyer des documents confidentiels à Anne, j'avais créé une adresse mail dont le nom de code était un hommage à un martyre de la liberté de mon pays sauvagement assassiné par des barbares. »

Épilogue

M. Rungis est fâché

Fin mars 2021.

Mon téléphone s'active. Il est sur silencieux, je ne l'entends pas. Plusieurs heures plus tard, je découvre l'appel, c'était Anne Jouan, et, bien sûr, comme souvent, elle n'a pas laissé de message. Je pense la rappeler, et puis j'oublie. Normal pour un ancien toxicomane du portable. J'ai cet appareil depuis mes années au centre de pharmacovigilance de Brest. Un texte réglementaire avait été publié, nous imposant de répondre rapidement aux interrogations émanant des autorités sanitaires et aux particuliers, tous les jours de la semaine, 24 heures sur 24. J'avais donc ce fil à la patte, il était devenu une composante de ma vie. Malgré tout, j'ai toujours eu de mon travail une approche aristocratique et privilégiée, tels les sportifs ou les artistes : comme il me passionnait, je ne « travaillais » pas, je l'« exerçais ». Je fais pleinement les choses, sans compter mon temps et, surtout, sans en attendre un quelconque retour. J'ai choisi d'être fonctionnaire de l'État pour cette raison. Mais avec la retraite, je ne suis plus tenu de répondre jour et nuit.

À nouveau, mon portable s'active. Cette fois-ci je décroche, c'est encore Anne. De toutes nos discussions depuis l'hiver 2010, c'est sûrement celle qui me choque le plus. Si je ne passais pas mon temps à réfléchir sur le psychisme humain, à pondérer mon comportement et donc à éviter les réactions épidermiques, cette conversation pourrait mettre un terme à notre vieille relation. Anne veut me parler du jugement tout juste rendu dans le procès du Mediator : Servier a été reconnu coupable de « tromperie aggravée » ainsi que d'« homicides et blessures involontaires », et condamné à une amende de 2,718 millions d'euros, il a fait appel. Le tribunal a considéré que le laboratoire avait sciemment dissimulé les propriétés coupe-faim et les dangereux effets secondaires du médicament. Jean-Philippe Seta, l'ex-numéro deux du groupe et ancien bras droit de Jacques Servier, a été condamné à quatre ans d'emprisonnement avec sursis. Il a lui aussi fait appel.

En revanche, le laboratoire a été relaxé des délits d'obtention indue d'autorisation de mise sur le marché et d'escroquerie. Le parquet a fait appel de cette relaxe partielle. Quant à l'Agence, jugée pour avoir tardé à suspendre la commercialisation du Mediator, elle devra s'acquitter de 303 000 euros d'amende. Le tribunal correctionnel a estimé qu'elle avait « failli dans [son] rôle de police sanitaire et de gendarme du médicament ». Elle n'a pas fait appel.

Puis, Anne m'explique : l'Institut national de l'audiovisuel (INA) lui a demandé d'écrire sur ses sources. Bien sûr, sans dévoiler les noms et activités, mais de raconter comment et pourquoi on devient un informateur. Pendant l'affaire du Mediator, me dit-elle, j'étais considéré comme l'une de ses « sources ». En riant, elle me donne même mon nom de code :

« M. Rungis ». Pire, « M'sieur Rungis ». Le choix du mot me choque. Il est à des années-lumière de moi, le passionné des XVIIe et XVIIIe siècles, l'amoureux de rhétorique chérissant la délicatesse de l'expression. Je trouve « Rungis » humiliant. Enfin, les halles ! Et pas les halles d'avant, non, les modernes. Bien sûr, j'ai une grande admiration pour la cuisine, le côté artiste de ce métier, même chose pour le maraîchage ou l'élevage mené par des agriculteurs responsables ; ils sont, pour moi, des créateurs. Mais, Rungis, voyons ! C'est le marché de gros, là où se croisent le meilleur et le pire, la quantité au détriment de la qualité, le temple du gaspillage. Une société de repus se goinfrant, indifférents à la misère.

Être assimilé à une telle image m'est totalement insupportable. Je m'en ouvre tout de suite à Anne. Elle n'est en rien, m'assure-t-elle, l'auteure de cet affreux surnom. L'excuse est médiocre car, même si elle n'en est pas à l'origine, elle l'a quand même adopté. Elle passe un long moment à m'expliquer l'intérêt des surnoms. Elle me l'a laissé afin de préserver mon anonymat, pour me protéger. Assurément, « M. Rungis » brouillait plus les pistes que « Haendel » ! En y réfléchissant bien et avec un peu de recul, j'ai trouvé le masque hideux mais, dans le fond, très efficace. De fait, depuis plus de onze ans maintenant, je n'ai jamais été inquiété et l'Agence du médicament ne m'a pas identifié comme étant l'une des sources de cette journaliste. Notre brouille n'a pas eu lieu. J'ai également réfléchi. Qui a-t-elle réellement été pour moi ? La réponse est simple : elle m'a sauvé la vie. Psychologiquement et physiquement. Les documents trouvés au fil de son enquête sur le Mediator l'ont prouvé : je n'avais rien à me reprocher.

Alors je me suis lancé. Le temps était venu de ne plus me cacher, lui ai-je dit. Pourquoi ne pas écrire un livre ensemble ?

Chiche ?

Chiche !

Table des matières

Imprimé en France par CPI
en août 2022

Composition réalisée par Facompo, Lisieux

MIXTE
Papier issu de
sources responsables
FSC® C003309
FSC
www.fsc.org

L'éditeur de cet ouvrage s'engage dans une démarche
de certification FSC® qui contribue à la préservation
des forêts pour les générations futures.

Pour en savoir plus :
www.editis.com/engagement-rse/

N° d'édition : 64175/01 – N° d'impression : 3048818